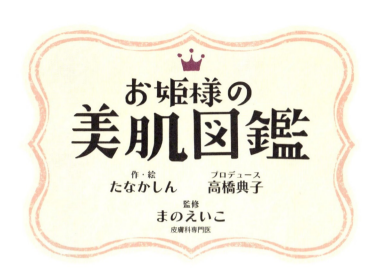

お姫様の美肌図鑑

作・絵 たなかしん
プロデュース 高橋典子
監修 まのえいこ
皮膚科専門医

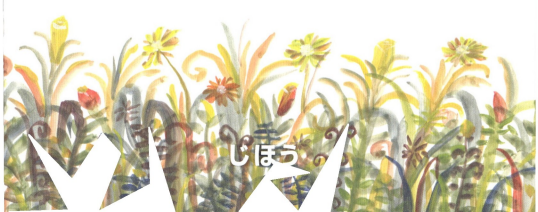

じほう

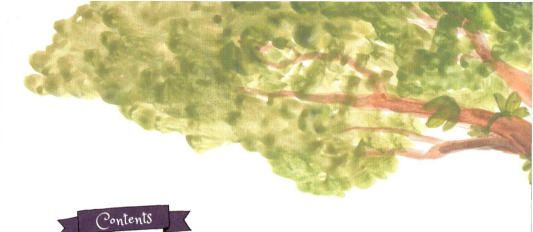

Contents

- 絵本 おひめさまのゆううつ …………… 3
- 美肌成分キャラクターファイル ………… 46
- 美肌の基礎知識 …………………………… 71

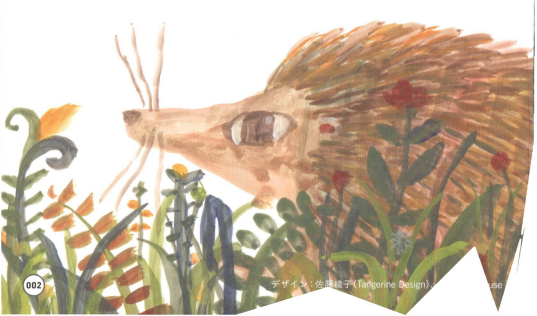

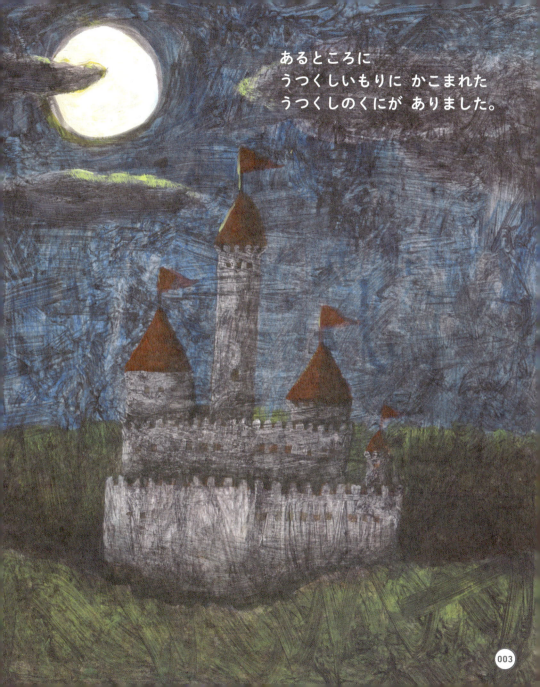
あるところに
うつくしいもりに かこまれた
うつくしのくにが ありました。

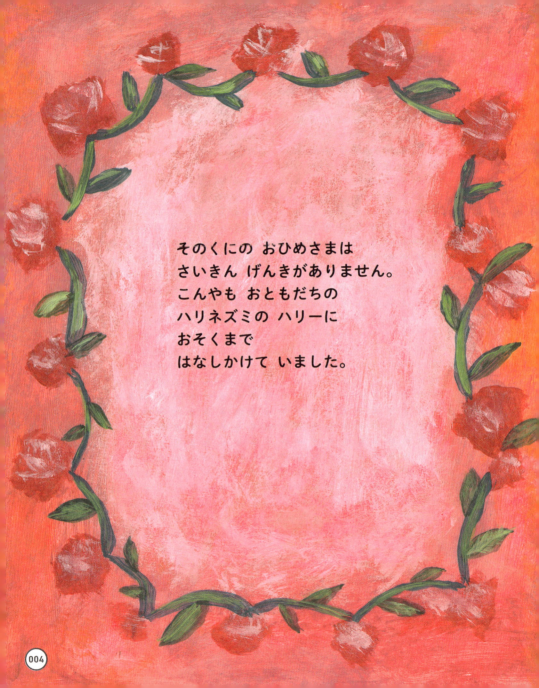

そのくにの おひめさまは
さいきん げんきがありません。
こんやも おともだちの
ハリネズミの ハリーに
おそくまで
はなしかけて いました。

お姫様の美肌図鑑
〜おひめさまのゆううつ〜

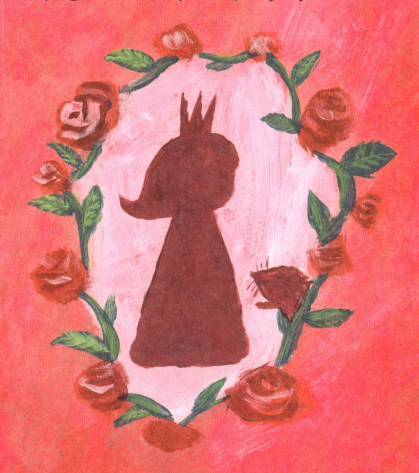

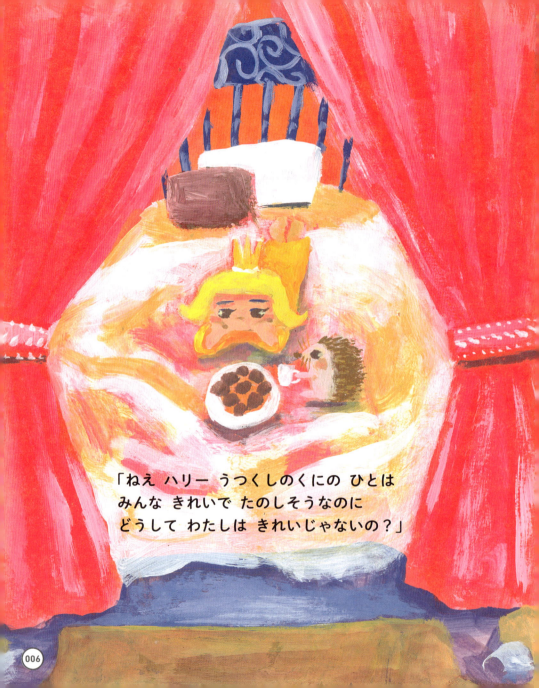

「ねえ ハリー うつくしのくにの ひとは
みんな きれいで たのしそうなのに
どうして わたしは きれいじゃないの?」

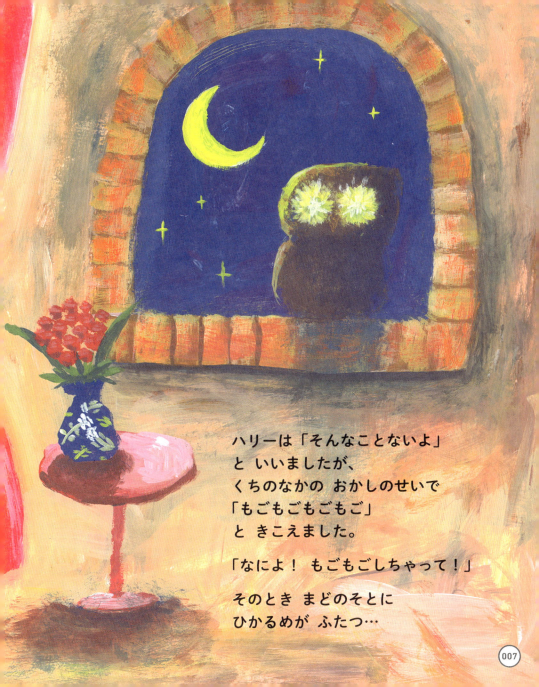

ハリーは「そんなことないよ」
と いいましたが、
くちのなかの おかしのせいで
「もごもごもごも」
と きこえました。

「なによ！ もごもごしちゃって！」

そのとき まどのそとに
ひかるめが ふたつ…

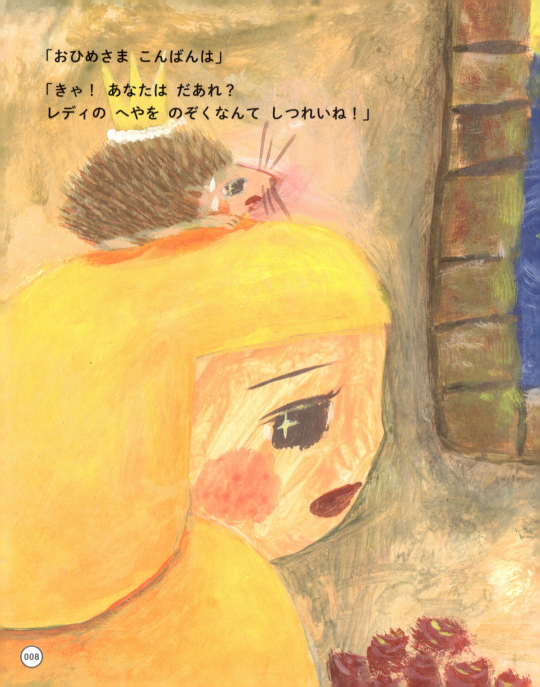
「おひめさま こんばんは」

「きゃ！ あなたは だあれ？
　レディの へやを のぞくなんて しつれいね！」

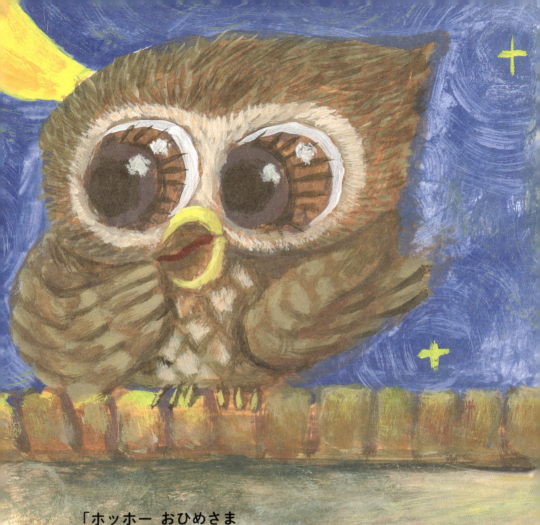

「ホッホー おひめさま
　そんなに とげとげしないで くだされ。
　おっと とげとげの きみのことじゃ ないからの」
といって ペロリと したを だしました。

　ハリーは とげとげの けが さかだって しまいました。

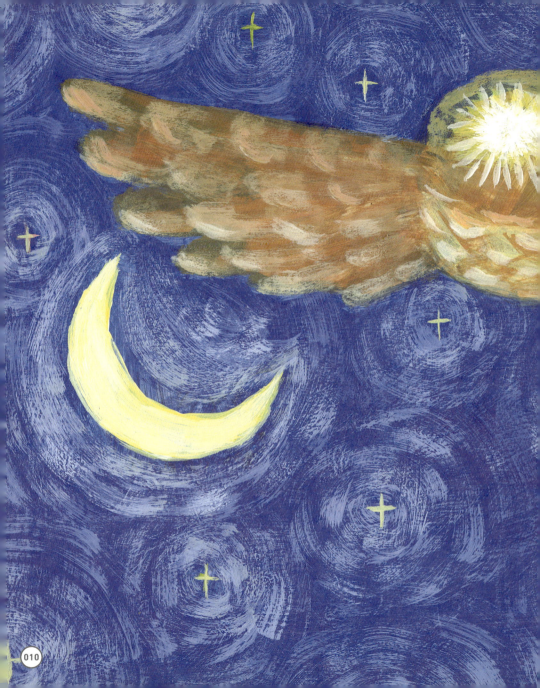

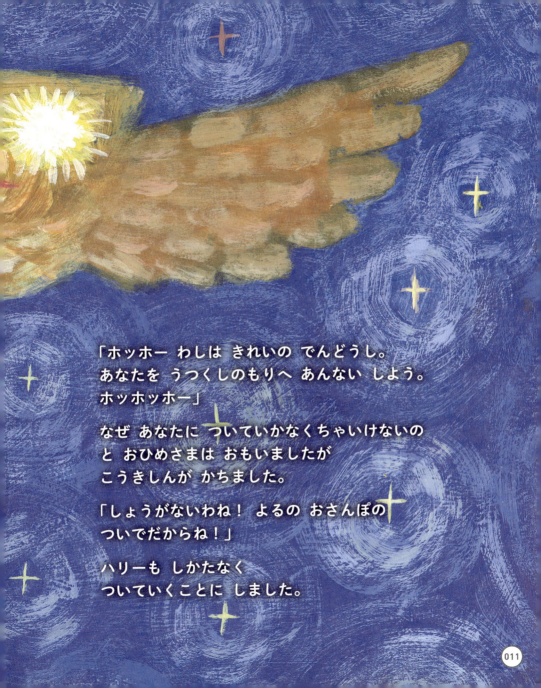

「ホッホー わしは きれいの でんどうし。
あなたを うつくしのもりへ あんない しよう。
ホッホッホー」

なぜ あなたに ついていかなくちゃいけないの
と おひめさまは おもいましたが
こうきしんが かちました。

「しょうがないわね! よるの おさんぽの
ついでだからね!」

ハリーも しかたなく
ついていくことに しました。

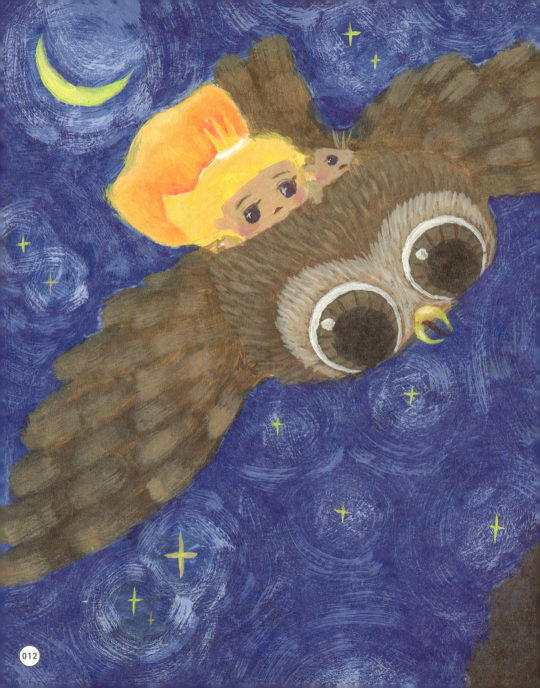

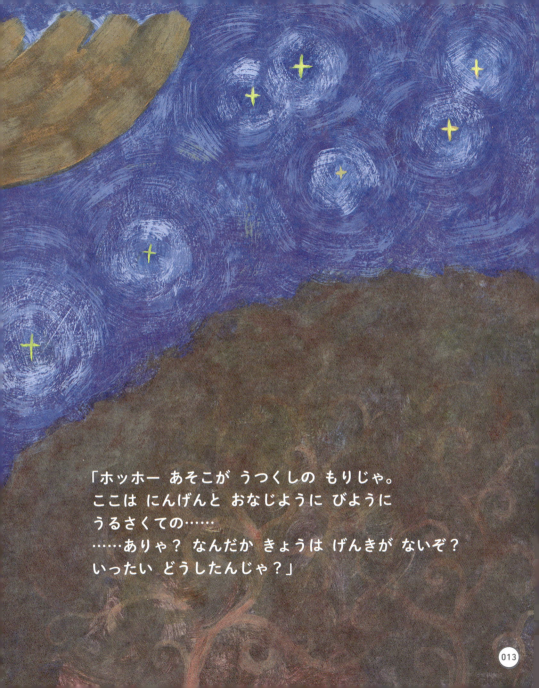

「ホッホー あそこが うつくしの もりじゃ。
ここは にんげんと おなじように びように
うるさくての……
……ありゃ？ なんだか きょうは げんきが ないぞ？
いったい どうしたんじゃ？」

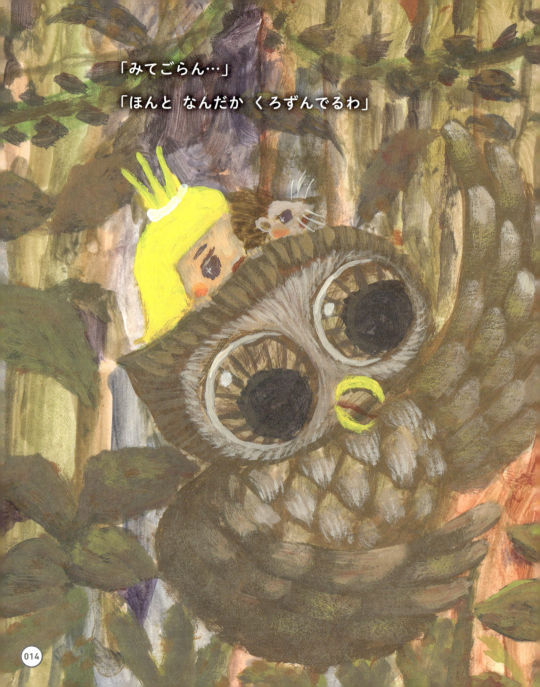

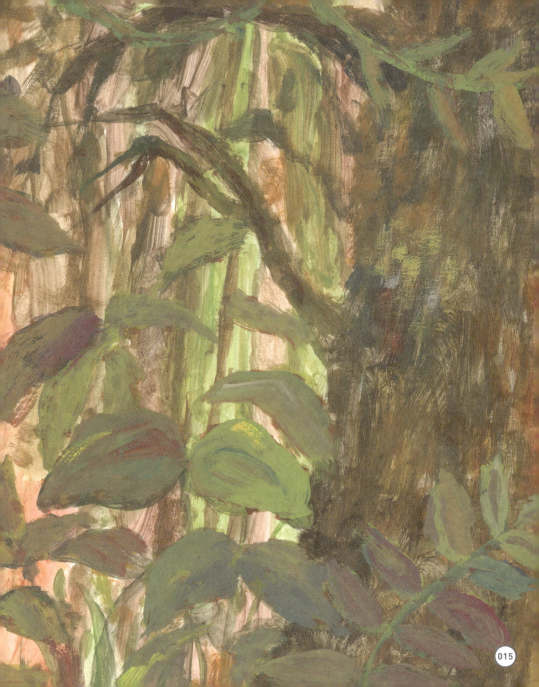

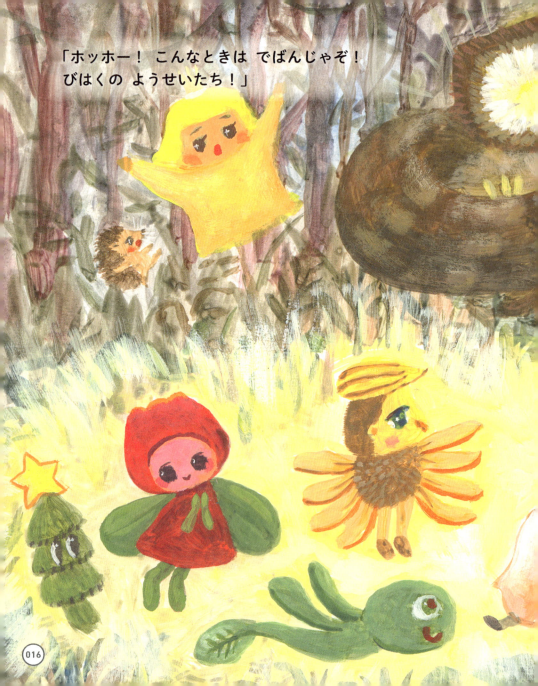

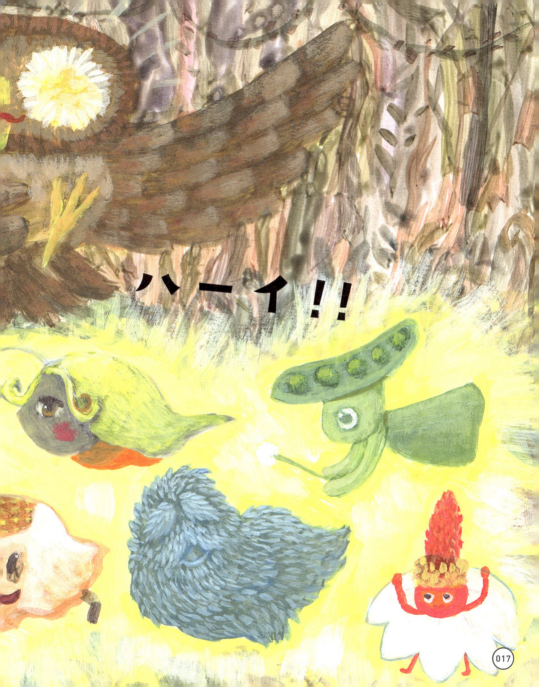

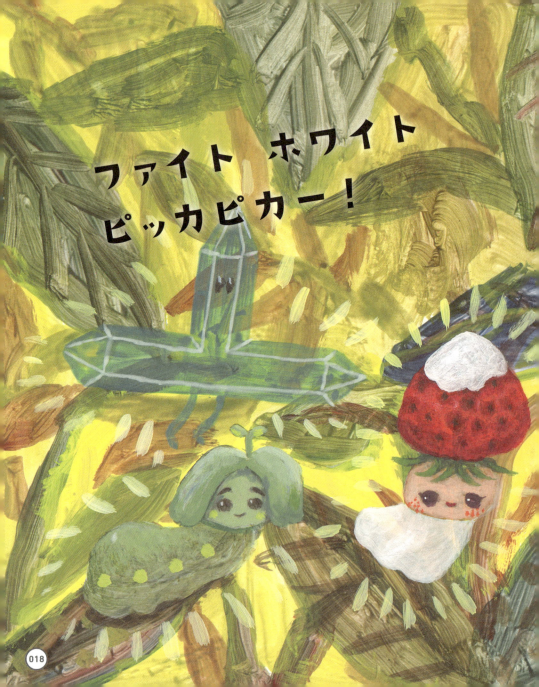

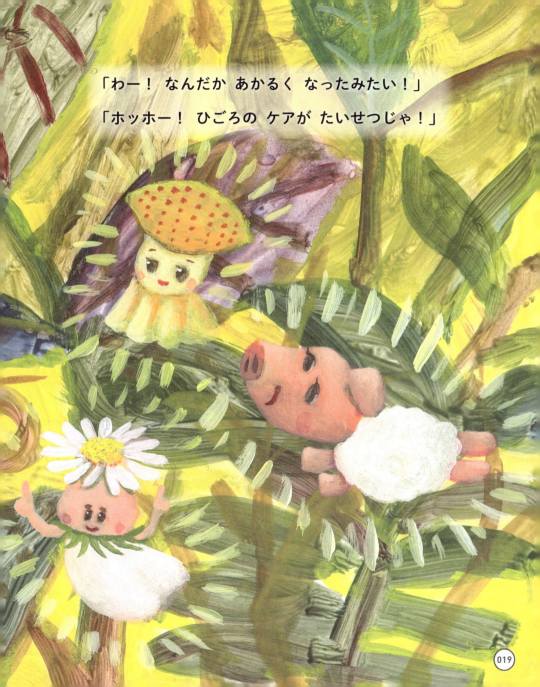

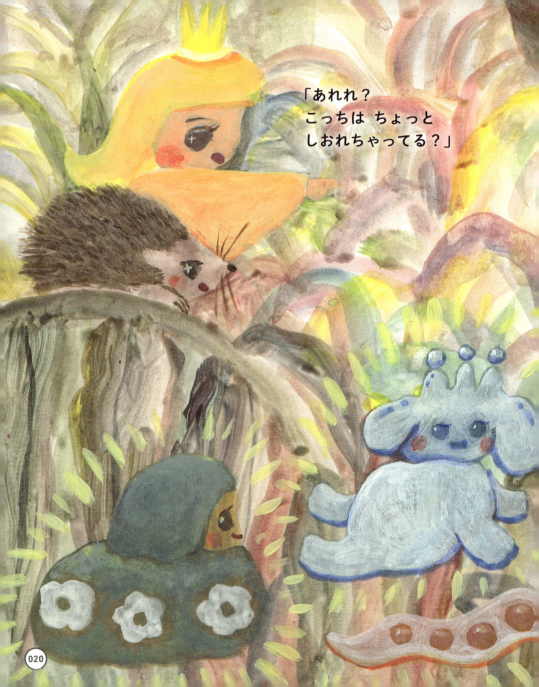

「あれれ？
こっちは ちょっと
しおれちゃってる？」

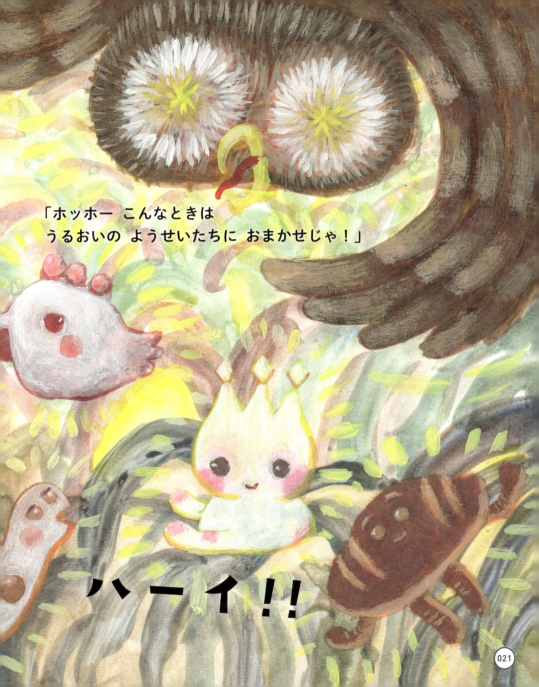

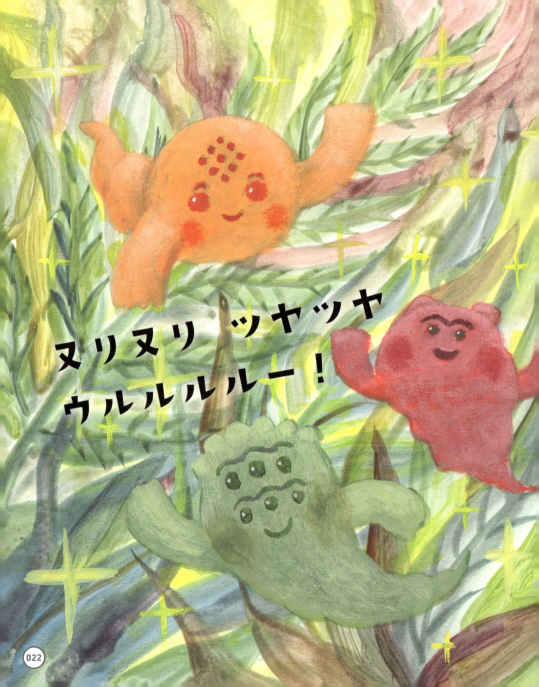

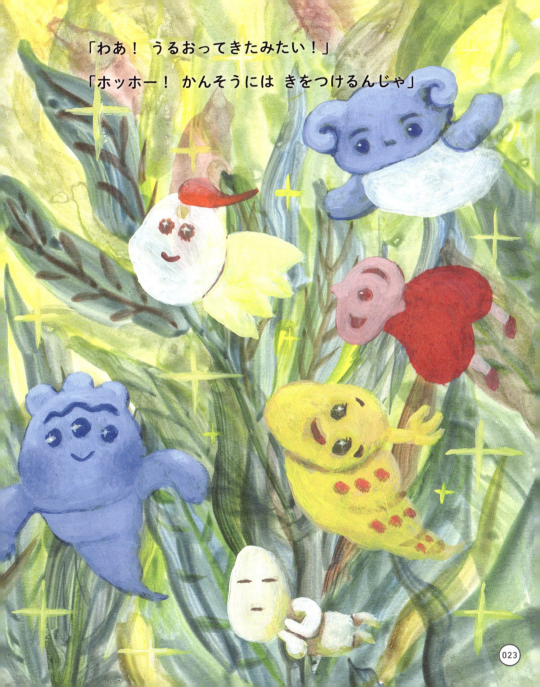
「わあ！ うるおってきたみたい！」
「ホッホー！ かんそうには きをつけるんじゃ」

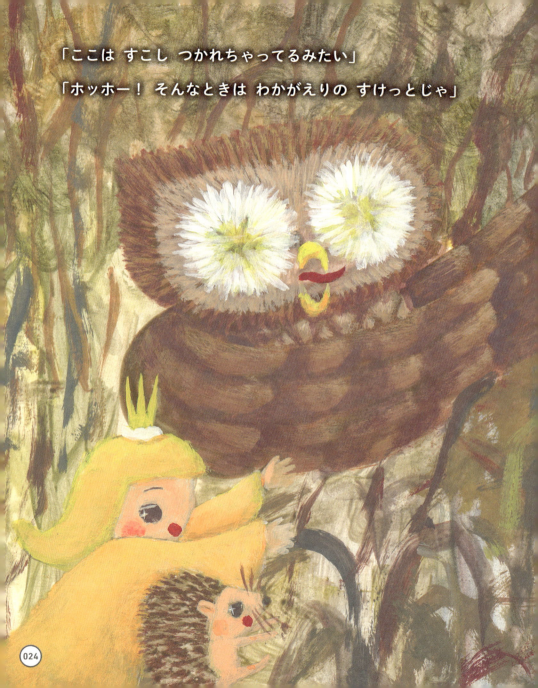

「ここは すこし つかれちゃってるみたい」
「ホッホー！ そんなときは わかがえりの すけっとじゃ」

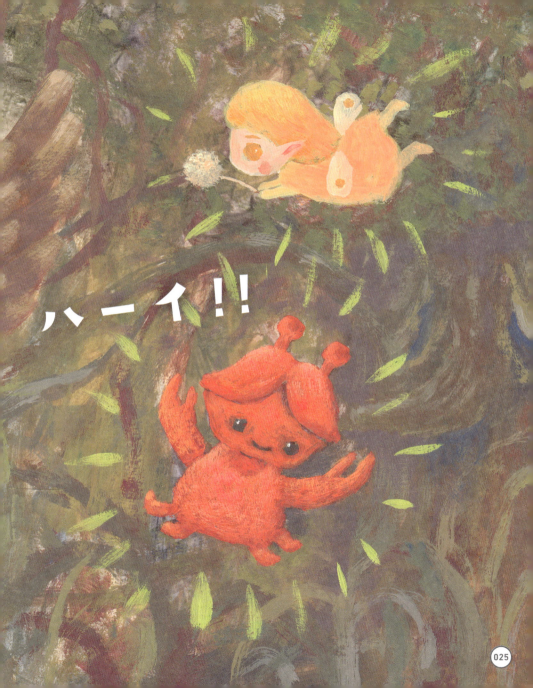

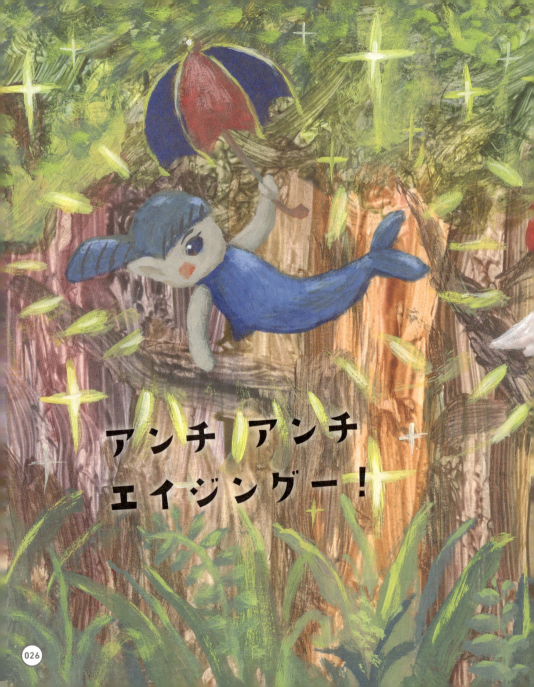

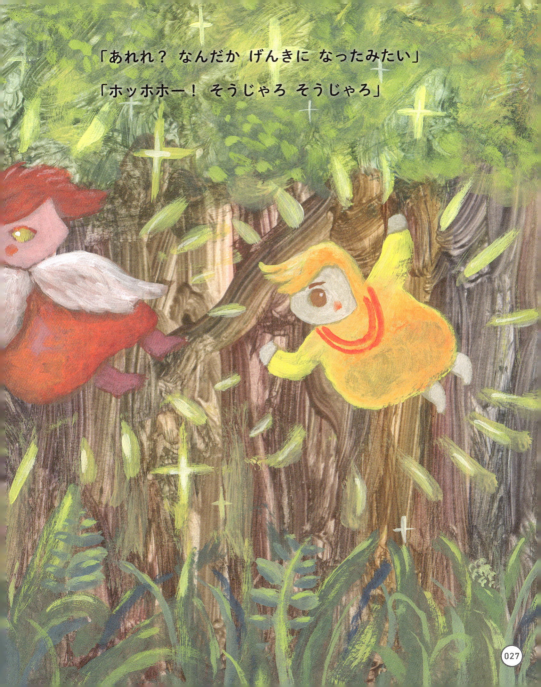
「あれれ？ なんだか げんきに なったみたい」
「ホッホホー！ そうじゃろ そうじゃろ」

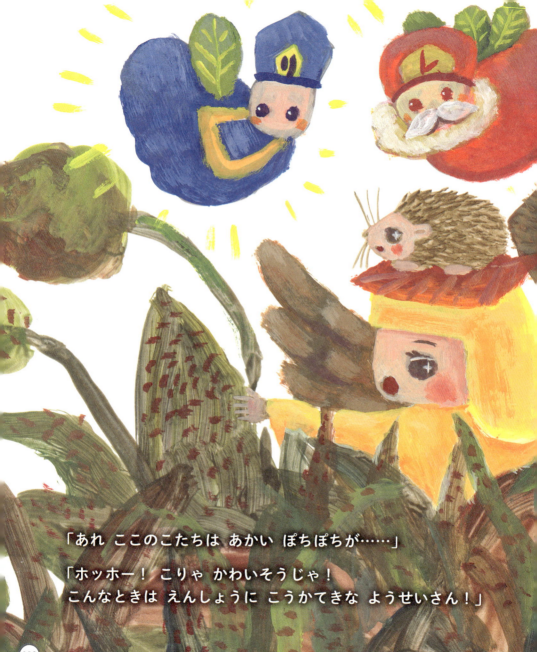

「あれ ここのこたちは あかい ぽちぽちが……」
「ホッホー! こりゃ かわいそうじゃ!
こんなときは えんしょうに こうかてきな ようせいさん!」

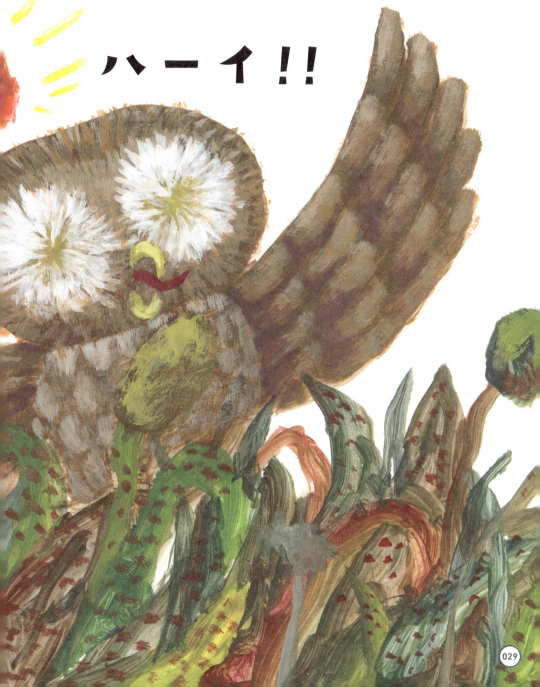

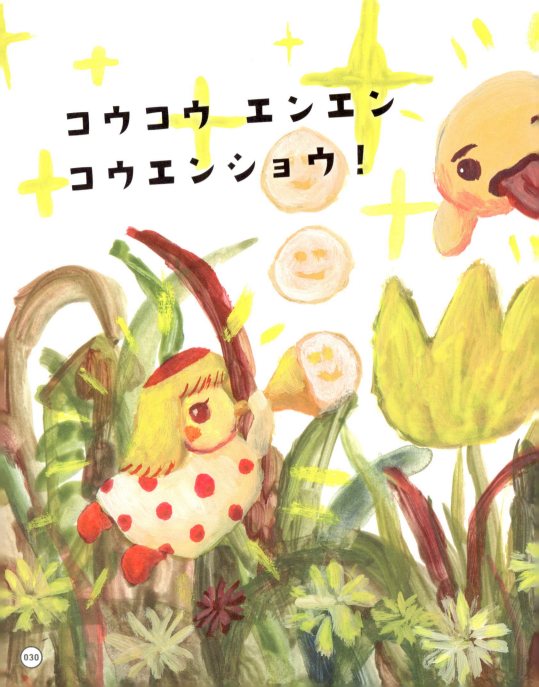

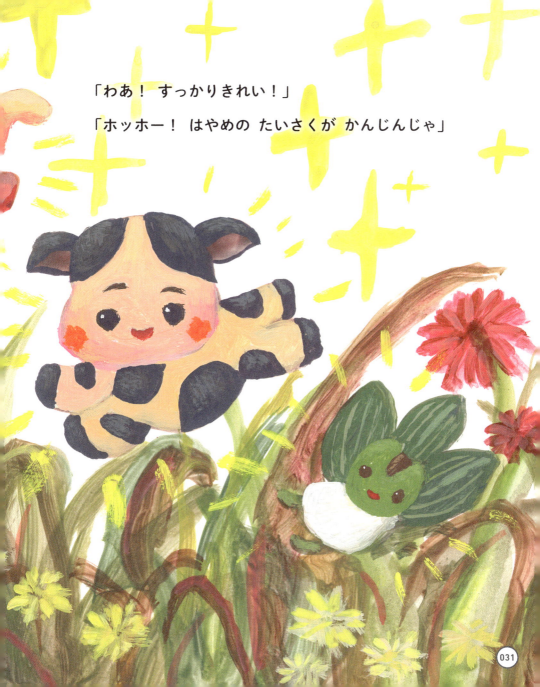

「わあ！ すっかりきれい！」
「ホッホー！ はやめの たいさくが かんじんじゃ」

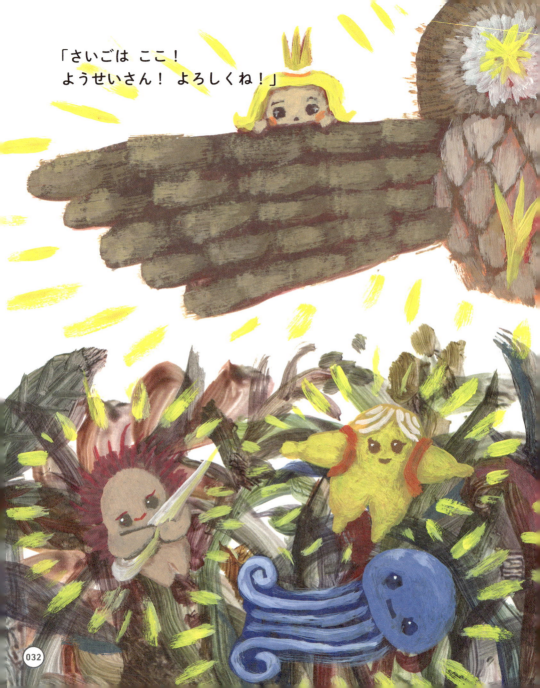

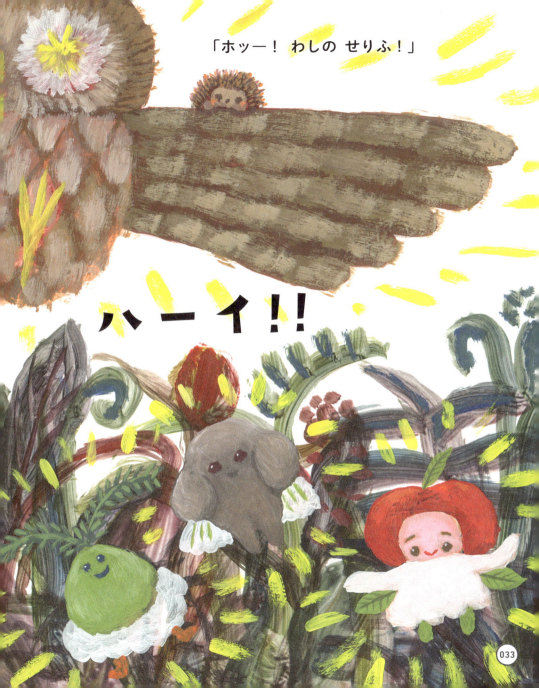

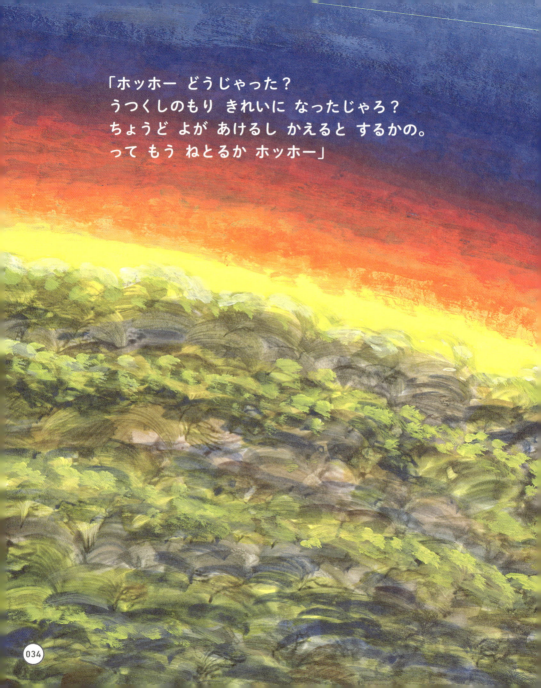

「ホッホー どうじゃった?
うつくしのもり きれいに なったじゃろ?
ちょうど よが あけるし かえると するかの。
って もう ねとるか ホッホー」

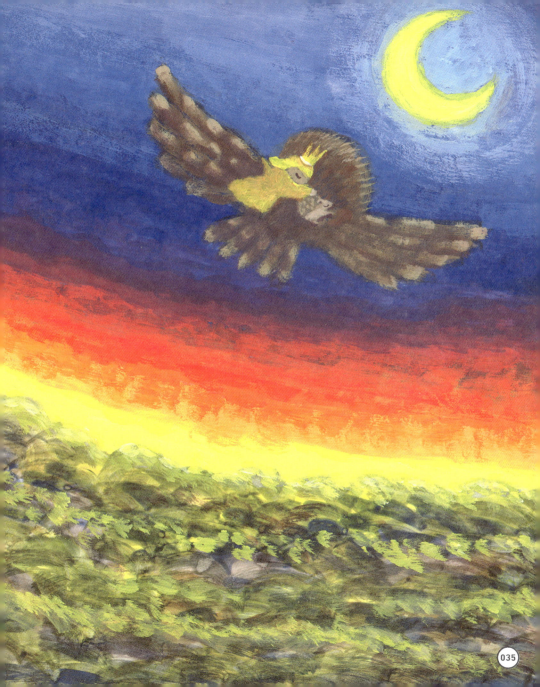

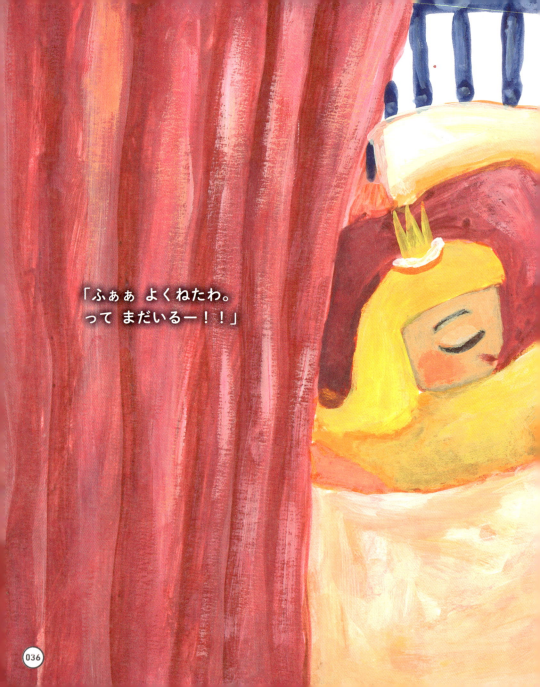

郵便はがき

101-8791

707

料金受取人払郵便

神田局承認

4891

差出有効期間
平成32年7月
31日まで
（切手不要）

（受取人）
東京都千代田区神田猿楽町
1-5-15（猿楽町SSビル）

株式会社 **じほう** 出版局

愛読者 係 行

（フリガナ） ご 住 所	☐☐☐-☐☐☐☐ TEL：　　　　　FAX： E-mail：　　　　　@		☐ご自宅 ☐お勤め先
（フリガナ） ご所属先		部署名	
（フリガナ） ご 芳 名			
ご 職 業			

お客様のお名前・ご住所などの情報は、弊社出版物の企画の参考とさせていただくとともに、弊社の商品や各種サービスのご提供・ご案内など、弊社の事業活動に利用させていただく場合があります。

お姫様の美肌図鑑

ご愛読者はがき　　　　　　　　5144-5

1. 本書をどこでお知りになりましたか。
   □書店で　□弊社のＨＰで　□知人・書評の紹介で　□作家の個展など
   □雑誌・新聞広告で【媒体名：　　　　　　　　　　　　　　　　　】
   □ネット書店で【サイト名：　　　　　　　　　　　　　　　　　　】
   □その他（　　　　　　　　　　　　　　　　　　　　　　　　　）

2. 本書についてのご意見をお聞かせください。
   表紙デザイン　（1．よい　2．ふつう　3．もの足りない）
   難　易　度　　（1．やさしい　2．ふつう　3．難しい）
   内　　容　　　（1．おもしろい　2．ふつう　3．もの足りない）
   レイアウト　　（1．読みやすい　2．ふつう　3．読みにくい）
   満　足　度　　（1．非常に満足　2．満足　3．もの足りない）
   価　　格　　　（1．安い　2．ふつう　3．高い）
   本書の続編を希望しますか　（1．希望する　2．必要なし）

3. 本書の中のお気に入りのキャラクターをお聞かせください。
   （複数可）

4. ご職業・性別などをお聞かせください。
   【ご職業】□会社員　□教員　□学生　□医師　□看護師　□薬剤師
   　　　　　□ドラッグストア勤務　□製薬企業勤務　□主婦
   　　　　　□その他（　　　　　　　　　　　　　　　　　　　　）
   【性別】　□男　□女
   【年齢】　□10歳未満　□10代　□20代　□30代　□40歳以上

5. 「じほうの図鑑シリーズ」でどのような情報を希望されますか。

6. 本書のご感想・ご意見をお書きください。（自由記載）

ご協力ありがとうございました。弊社書籍アンケートのご回答者全員の中から**毎月抽選で30名様に図書カード（500円分）**をプレゼントいたします。お客様の個人情報に関するお問い合わせは、E-Mail：privacy@jiho.co.jpでお受けしております。

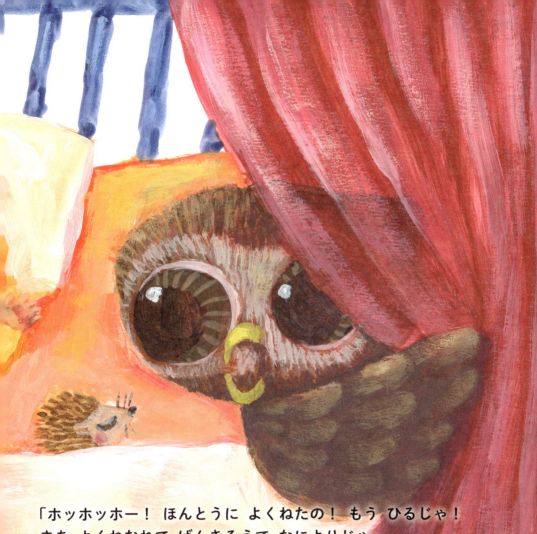

「ホッホッホー！ ほんとうに よくねたの！ もう ひるじゃ！
まあ よくねむれて げんきそうで なによりじゃ。
からだを たくさん うごかして
たのしいことを かんがえるんじゃ。
よふかしは きんもつ……
あっ きのうは とくべつじゃ！ ホッホー！」

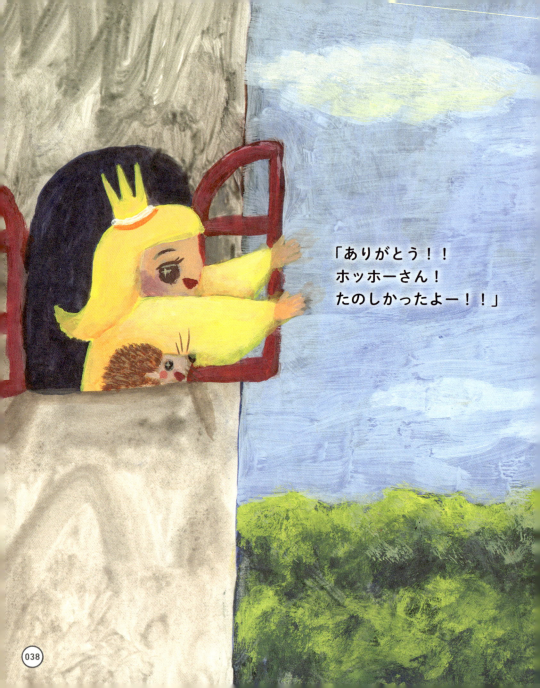

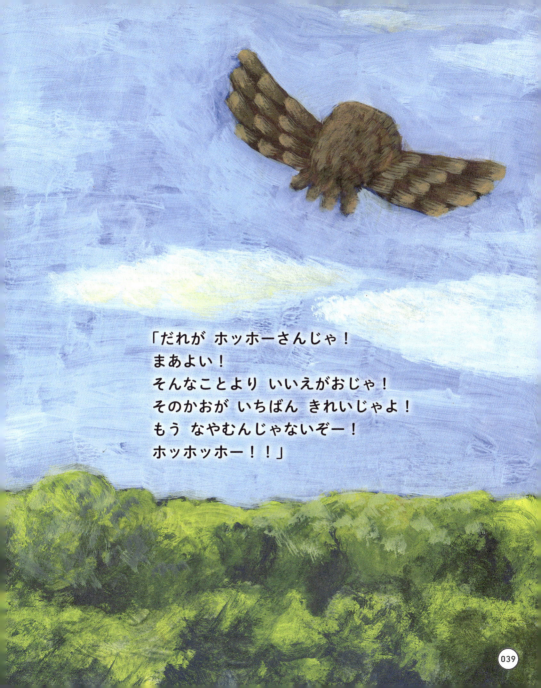

「だれが ホッホーさんじゃ！
まあよい！
そんなことより いいえがおじゃ！
そのかおが いちばん きれいじゃよ！
もう なやむんじゃないぞー！
ホッホッホー！！」

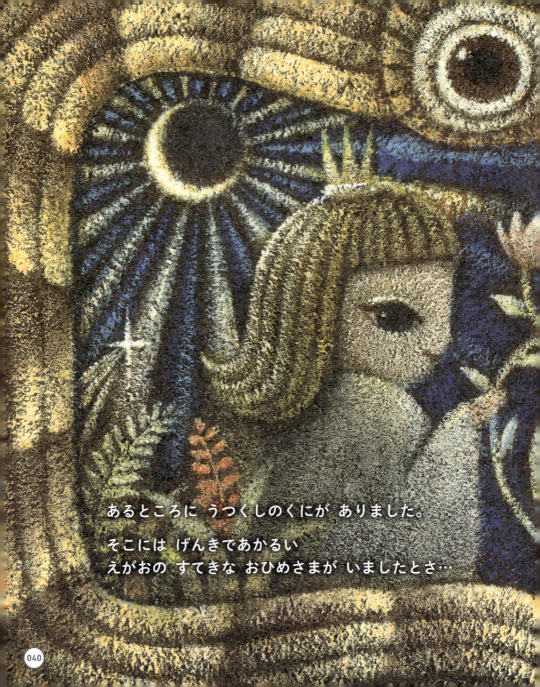

あるところに うつくしのくにが ありました。

そこには げんきであかるい
えがおの すてきな おひめさまが いましたとさ…

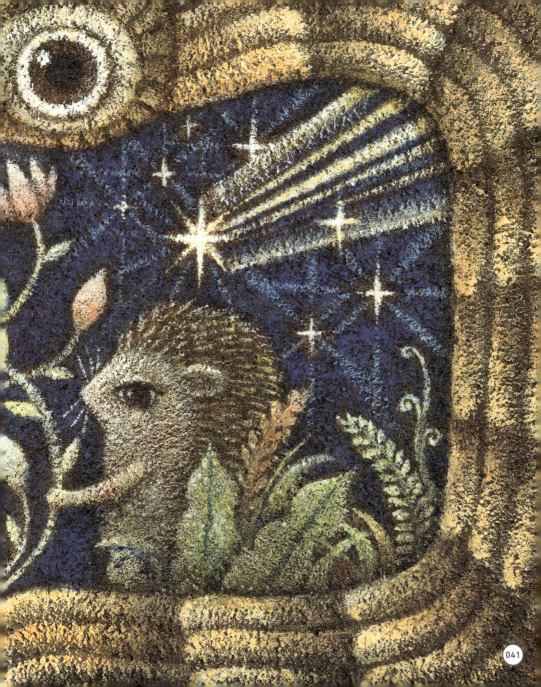

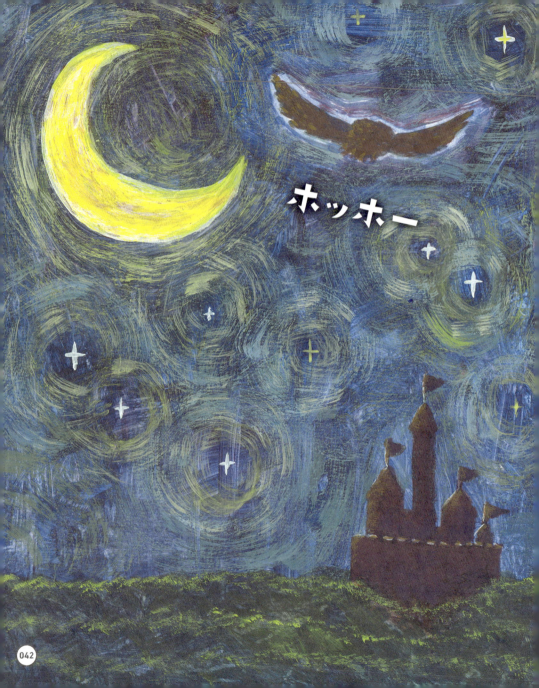

おひめさまのゆううつ
場面解説

　お姫様とハリネズミのハリーが、ホッホーさんと一緒に巡った夜の森は、黒ずんでいたり、しおれていたり、いろいろなトラブルが起きていましたね。そして、トラブルから救うためにホッホーさんは、不思議な仲間たちを呼び出していきました。

　その仲間たちは、化粧品や薬用化粧品に配合される成分をキャラクター化したものです。ここでは、各場面の簡単な解説とともに、どんな成分が登場していたかを見ていきましょう。

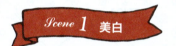

Scene 1　美白

黒ずんだ森は、シミやそばかすといった肌のトラブルを象徴しています。この場面でフクロウのホッホーさんが呼び出したのは、美白成分を中心とした仲間たちです。

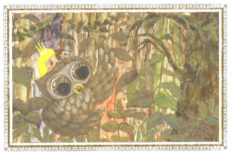

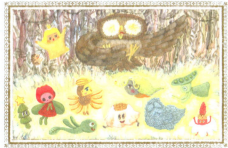

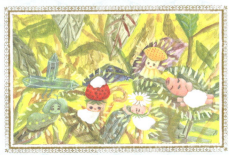

● 主な登場成分キャラ ●

アルブチン、コウジ酸、トラネキサム酸、ルシノールなど

Scene 2 保湿

しおれてしまった森の草木を助けているのは、保湿成分のキャラクター。肌にうるおいを与えて、乾燥を防ぐ、そんな力をもった仲間たちです。

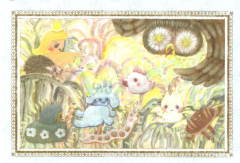
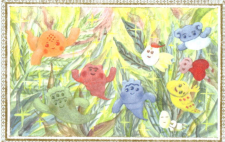

主な登場成分キャラ

コラーゲン、水添レシチン、セラミド、ヒアルロン酸Naなど

Scene 3 アンチエイジング

お疲れの様子の森は、老化が進んできている肌の状態のようです。ここではアンチエイジング成分のキャラクターが活躍します。肌を元気づけてシワや小ジワを防ぐといったはたらきの仲間たちです。

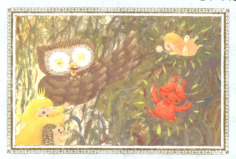
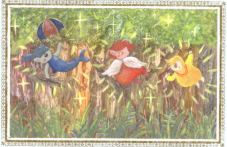

主な登場成分キャラ

アスタキサンチン、ニールワン、パンテノール、ユビデカレノンなど

Scene 4 抗炎症

赤くぽつぽつとした草花を救ったのは、炎症をしずめる力をもった成分のキャラクター。ニキビや吹き出物、肌荒れに困ったときに頼りになる抗炎症作用をもった仲間たちです。

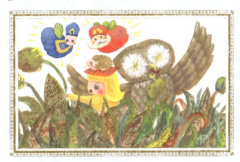
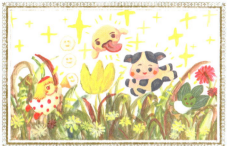

・主な登場成分キャラ・

アラントイン、ヨクイニンエキス、ヘパリン類似物質など

Scene 5 その他

最後の場面では、紫外線から肌を守るもの、肌の汚れを落とすもの、などさまざまな役割をもった成分キャラクターが登場しています。

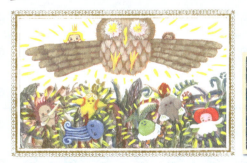

・主な登場成分キャラ・

ココイルグルタミン酸Na（界面活性）、酸化亜鉛（紫外線防止）、リンゴ酸（ピーリング）など

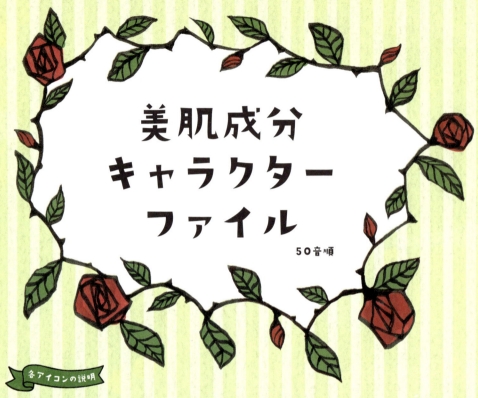

美肌成分
キャラクター
ファイル

50音順

各アイコンの説明

- ✅ **承認年**…医薬部外品（薬用化粧品）の有効成分として厚生労働省から承認された年。※主に近年のものを表記。
- ➕ **医薬部外品表示名**…医薬部外品（薬用化粧品）に配合される場合の成分表示名。本書内で医薬部外品表示名のない成分は化粧品にのみ配合される成分。
- 🌐 **慣用名**…古くから呼ばれている化合物の名称。※一部登録商標も含む。
- 🌱 **原料**…成分の主な原料。メーカーによって製造方法は異なるため、同じ成分でも原料が異なる場合もある。本書内で表示のないものは主に合成化合物。
- 📋 **主なはたらき**…成分の主なはたらき。

【参考資料】
日本化粧品工業連合会：https://www.jcia.org/user/
各化粧品メーカーHP
「化粧品成分ガイド 第6版」宇山光男ほか／著　フレグランスジャーナル社、2015年
「化粧品成分表示のかんたん読み方手帳」久光一誠／著　永岡書店、2017年

本書に掲載されている内容は、出版時点における情報に基づいて編集されています。
化粧品・薬用化粧品は使用上の注意をよく読んで使用してください。

キャラクターファイルの見かた

分類
化粧品、医薬部外品（薬用化粧品）に配合される場合の成分分類

成分名
化粧品に配合される場合の成分表示名

INCI 表示名
INCI（International Nomenclature of Cosmetic Ingredient）表示名。成分の国際名称

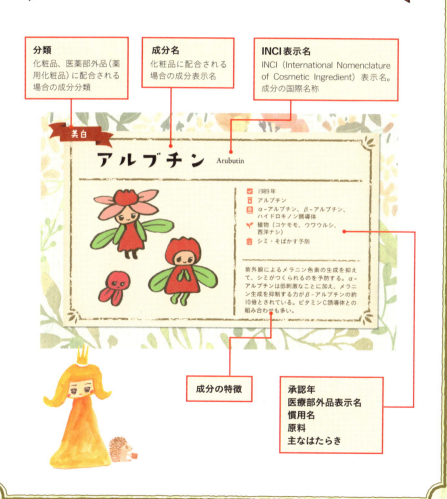

成分の特徴

承認年
医療部外品表示名
慣用名
原料
主なはたらき

> 美白、アンチエイジング

アスコルビルリン酸Na
Sodium Ascorbyl Phosphate

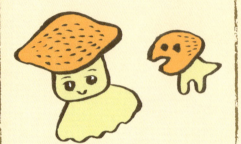

- リン酸L-アスコルビルナトリウム
- APS、安定型ビタミンC誘導体
- シミ・そばかすの予防、抗酸化作用

ビタミンC（アスコルビン酸）にリン酸とNaを結合させて、肌への浸透性を高めたビタミンC誘導体。メラニン色素の生成を遅らせたり、メラニン色素自体を淡色化する。トラネキサム酸など、他の美白成分との組み合わせで効果がさらに高まるとされており、併用されることが多い。

> アンチエイジング

アスタキサンチン Astaxanthin

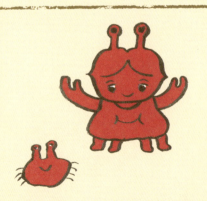

- アスタキサンチン、アスタキサンチン液
- 海藻（ヘマトコッカス藻）など
- 抗酸化作用、抗炎症作用

サケやエビ・カニなどの赤い色素（カロテノイド色素）で、化粧品に配合される場合はヘマトコッカス藻という海藻が原料であることが多い。強力な抗酸化作用をもち、紫外線によってダメージを受けたエスラチンとコラーゲンの変性を防ぐことで、シワ予防の効果が期待できるとされている。

抗炎症

アミノカプロン酸 6-Aminocaproic Acid

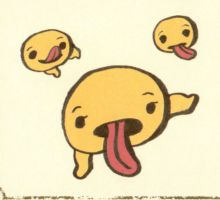

- イプシロン-アミノカプロン酸
- 抗炎症作用、止血作用

人工合成された中性アミノ酸で、止血作用と抗炎症作用があり、医薬品として広く使われている。化粧品には肌荒れの予防など、皮膚刺激を抑える目的で使われている。歯周炎の予防といった目的で歯磨き粉などにも配合されている。

抗炎症

アラントイン Allantoin

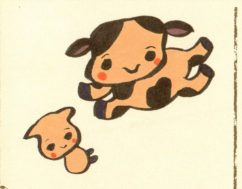

- アラントイン
- ウシの羊膜など
- 抗炎症作用、細胞賦活作用、抗刺激作用

ウシの羊膜の分泌液から発見された成分。現在は胚芽・タバコの種子・コンフリー（ヒレハリソウ）の根といった植物からも抽出可能となっている。抗炎症作用のほかに、細胞を活性化する作用、刺激を抑える作用があるとされている。

美白

アルブチン Arubutin

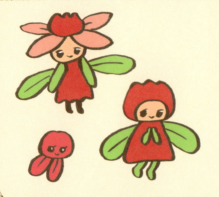

- ✅ 1989年
- アルブチン
- α-アルブチン、β-アルブチン、ハイドロキノン誘導体
- 植物（コケモモ、ウワウルシ、西洋ナシ）
- シミ・そばかす予防

紫外線によるメラニン色素の生成を抑えて、シミがつくられるのを予防する。α-アルブチンは低刺激なことに加え、メラニン生成を抑制する力がβ-アルブチンの約10倍とされている。ビタミンC誘導体との組み合わせも多い。

美白、アンチエイジング

エラグ酸 Ellagic Acid

- ✅ 1996年
- エラグ酸
- 南米のマメ科植物タラ
- シミ・そばかす予防、抗酸化作用

抗酸化成分として知られるポリフェノールの一種で、イチゴやクルミなどにも含まれる。メラニン色素の生成にかかわるチロシナーゼ酵素の活性を阻害する。食品添加物やサプリメントにも使用されている。

保湿

加水分解コムギタンパク
Hydrolyzed Wheat Protein

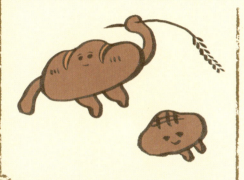

- 加水分解コムギ末
- 小麦
- 保湿

小麦に含まれるタンパク質を加水分解した成分で高い保湿性がある。グルパール19Sという加水分解コムギ成分配合の石けんによるアレルギー問題で注目された。経皮・経粘膜吸収で、体内に抗体が産生されたことが原因である。現在、グルパール19Sは使用されていない。メーカーによって製法は異なるが、シャンプーなどに配合されることがある。

美白、アンチエイジング

カミツレエキス
Chamomilla Recutita (Matricaria) Extract

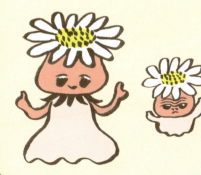

- 1998年（カモミラET）
- カモミラエキス（カミツレエキス）
- カモミラET
- キク科カミツレの花
- シミ・そばかす予防

ハーブとして知られるカモミール（カミツレ）から抽出された成分。メラニン色素を生成するメラノサイトを活性化させる、エンドセリンという物質のはたらきを阻害して、シミを予防するとされる。抗炎症作用をもち、肌荒れの改善も期待できる。

ピーリング

グリコール酸 Glycolic Acid

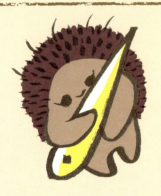

- グリコール酸
- サトウキビ、ブドウの葉
- ピーリング

自然界に存在している有機酸の一種だが、化学合成も可能な成分。リンゴ酸と同様に、フルーツ酸ともよばれる。高濃度で配合されたものは、医療用としてケミカルピーリングに使用されている。

保湿

グリセリン Glycerin

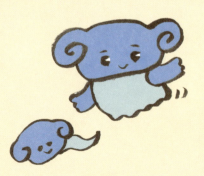

- グリセリン
- 天然油脂
- 保湿

パーム油やヤシ油などの天然油脂からつくられる成分。トロっとした粘性があり、クリームなどの質感を出す目的でもよく使われる。ヒアルロン酸Naやコラーゲンと組み合わさることで、さらに高い保湿効果が期待できる。肌荒れ改善効果も期待できる。

抗炎症

グリチルリチン酸2K
Dipotassium Glycyrrhizate

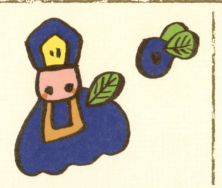

- グリチルリチン酸ジカリウム
- マメ科カンゾウの根茎
- 抗炎症作用

強い抗炎症作用をもっているが刺激性が低く、食品や医薬品などにも使われている。水に溶けやすい性質をもっており、化粧水などにもよく配合されている。原料となるカンゾウ（甘草）は漢方として広く知られている。

抗炎症

グリチルレチン酸ステアリル
Stearyl Glycyrrhetinate

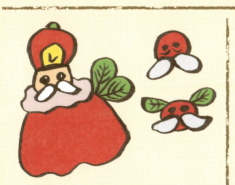

- グリチルレチン酸ステアリル
- マメ科カンゾウの根茎
- 抗炎症作用

強い抗炎症作用をもちながら、刺激性は低い成分。油に溶けやすい性質をもっており、クリームなどに配合されることが多い。抗炎症作用はグリチルリチン酸2Kの約2倍とされている。

美白

コウジ酸 *Kojic Acid*

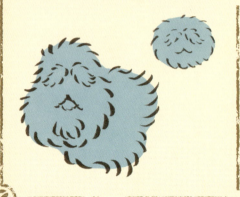

- ✓ 1988年
- コウジ酸
- コウジカビ
- シミ・そばかす予防

酒造りの杜氏（とうじ）の手が美しいことから、麹の成分に注目が集まり誕生した。エラグ酸と同様にチロシナーゼ酵素の活性を阻害し、メラニン色素の生成を防ぐため、予防美白に効果的。

界面活性

ココイルグルタミン酸Nα
Sodium Cocoyl Glutamate

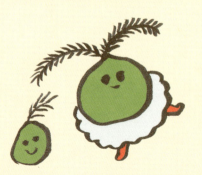

- N-ヤシ油脂肪酸アシル-L-グルタミン酸ナトリウム
- ヤシ油
- 界面活性

アミノ酸系の界面活性剤で、石けんやシャンプー、洗顔クリームなど幅広く使われている成分。洗浄力は弱めだが低刺激のため、子ども用のシャンプーなどにも配合されていることが多い。弱酸性なことから、洗浄後はつっぱりにくく、しっとりとする柔軟効果もある。

保湿

コラーゲン Collagen

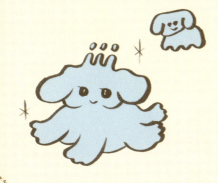

- 💊 水溶性コラーゲン液、加水分解コラーゲン液ほか
- 🌱 コラーゲン
- 🐟 魚の骨や皮やウロコなど
- 📋 保湿

線維状のタンパク質で、人体にも多く存在している。肌や骨や関節など複数種類があり、弾力性や柔軟性といった部分を支えている。化粧品としては水溶性コラーゲンと加水分解コラーゲンが化粧水などのベース成分として主に使用されている。

紫外線防止

酸化亜鉛 Zinc Oxide

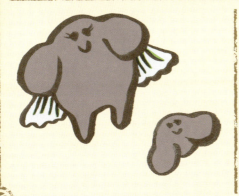

- 💊 酸化亜鉛
- 📋 紫外線防止、収れん作用

紫外線を反射して皮膚に到達させなくする「紫外線散乱剤」として日焼け止めなどに配合される成分。また、肌や毛穴を引き締める収れん作用をもち、ファンデーションやベビーパウダーなどにも使用されている。

保湿

水添レシチン Hydrogenated Lecithin

- 水素添加大豆リン脂質、水素添加卵黄レシチン
- レシチン、大豆レシチン、精製大豆レシチン、水添大豆リン脂質
- マメ科大豆、卵黄
- バリア機能の向上

水にも油にもなじみやすく、天然の界面活性剤ともよばれるレシチンに水素を添加して安定性を高めたもの。リン脂質の一種であるレシチンは、浸透性が高く、角質層になじみやすいため、肌の保湿やバリア機能を高める目的で使われている。

保湿、アンチエイジング

スフィンゴ糖脂質 Glycosphingolipid

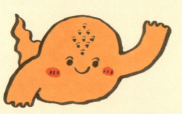

- スフィンゴ糖脂質
- バリア機能の向上

セラミドに糖脂質が結合した成分で、高い保湿力と浸透性をもつ。肌のバリア機能を高めて、乾燥や肌荒れの予防と改善、小ジワの予防なども期待できる。米由来のコメヌカスフィンゴ糖脂質には美白効果もある。

美白、アンチエイジング（セラミド6）

セラミドNG、セラミドNP、セラミドAP
Ceramide NG、Ceramide NP、Ceramide AP

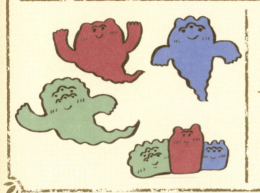

- N-ステアロイルジヒドロスフィンゴシン、N-ステアロイルフィトスフィンゴシン、ヒドロキシステアリルフィトスフィンゴシン
- ヒトセラミド、ヒト型セラミド
- 保湿、バリア機能の向上

セラミドは細胞間脂質の一つ。高い保水能力をもち、外部の刺激から肌を守るバリア機能を支えるはたらきをもっている。セラミドNGは高い保水力、セラミドNPは高い水分保持の持続力、セラミドAPはピーリング作用によるターンオーバー正常化の促進といった特徴がそれぞれある。

美白、アンチエイジング

テトラヘキシルデカン酸アスコルビル
Ascorbyl Tetraisopalmitate

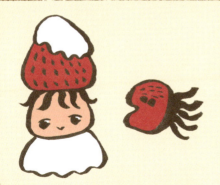

- 2006年（VC-IP）
- テトラ2-ヘキシルデカン酸アスコルビル
- VC-IP、油溶性ビタミンC誘導体、脂溶性ビタミンC誘導体
- シミ・そばかす予防、抗酸化作用

アスコルビルリン酸Naなどの水溶性ビタミンC誘導体と違い、油に溶けやすい性質のC誘導体で、主にクリームなどで使われる。水溶性ビタミンC誘導体と比べて持続性が高く、低刺激とされている。美白効果、抗酸化作用、コラーゲンの生成促進などが期待できる。

アンチエイジング

トコフェロール Tocopherol

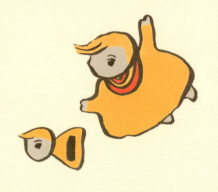

- dl-α-トコフェロール、dl-β-トコフェロール、dl-γ-トコフェロール、dl-δ-トコフェロール、d-α-トコフェロール、d-β-トコフェロール、d-γ-トコフェロール、d-δ-トコフェロール、天然ビタミンE
- ビタミンE
- 肌荒れ予防、抗酸化作用など

油に溶けやすい性質をもつ脂溶性ビタミンの一種。アーモンドなどナッツ類にも多く含まれている成分で、抗酸化作用と血液の循環作用が特徴。体内の脂質の酸化を防ぐはたらきがあるとされ、肌の細胞間脂質（セラミド）などの酸化防止に効果が期待できる。

美白、抗炎症

トラネキサム酸 Tranexamic Acid

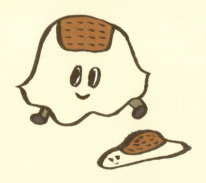

- 2002年（m-トラネキサム酸）
- トラネキサム酸
- m-トラネキサム酸、ホワイトトラネキサム酸
- シミ・そばかす予防、肌荒れ予防・改善

メラニン色素をつくる細胞（メラノサイト）の活性化を阻害する力をもつ。シミ部分の慢性的な炎症状態によってメラノサイトが活性化し、メラニン色素が増加すると考えられており、その炎症をしずめ、シミを改善するねらいで使用される。

美白、アンチエイジング、抗炎症

ナイアシンアミド Niacinamide

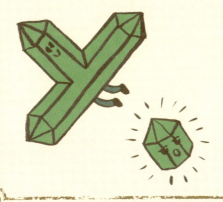

- ☑ 2007年（D-メラノ）
- ✚ ニコチン酸アミド
- 🏭 D-メラノ
- 📋 シミ・そばかす予防、肌荒れ改善、血行促進

メラノサイトでつくられたメラニン色素が表皮細胞まで出てくるのをブロックする力をもつ。ビタミンB群の一種で、美白以外にも血行促進などの効果もある。チロシナーゼ酵素の活性を阻害する他の美白成分と併用するのが効果的とされている。

アンチエイジング

ニールワン NEI-L1

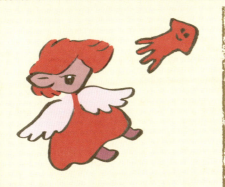

- ☑ 2016年
- ✚ 三フッ化イソプロピルオキソプロピルアミノカルボニルピロリジンカルボニルメチルプロピルアミノカルボニルベンゾイルアミノ酢酸ナトリウム
- 📋 シワの改善

シワの原因の一つとされる好中球エスタラーゼの働きを抑える成分。日本国内で初めて、シワの「改善」が医薬部外品有効成分として厚生労働省に認められた。浸透性が高く、真皮まで届くとされている。

抗炎症、保湿
ハトムギエキス
Coix Lacryma-Jobi (Job's Tears) Seed Extract

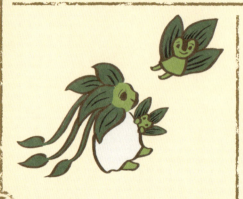

- ヨクイニンエキス
- イネ科ハトムギ
- 抗炎症作用、細胞賦活作用など

漢方の生薬ではヨクイニンと呼ばれており、民間療法として古くからイボや肌荒れの治療に使われてきた。生薬由来のものはヨクイニンエキス、植物由来のものはハトムギエキスという名称で呼ばれる。抗炎症作用があり、肌荒れに効果的とされている。

美白、アンチエイジング
パルミチン酸アスコルビルリン酸3Nα
Trisodium Ascorbyl Palmitate Phosphate

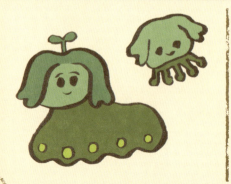

- アプレシエ、APPSなど
- シミ・そばかす予防、抗酸化作用

通常のビタミンC誘導体は水に溶けやすい（水溶性）、もしくは油に溶けやすい（油溶性）、いずれかに分類されるが、パルミチン酸アスコルビン酸3Naはその両方の性質をあわせもつ成分。皮脂になじみやすい脂肪酸（パルミチン酸）を化合することで、肌への浸透率がより高いものになっている。

アンチエイジング、保湿

パルミチン酸レチノール　Retinyl Palmitate

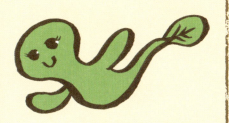

- ✅ 1993年
- パルミチン酸レチノール
- ビタミンA油、レチノール誘導体
- シワ改善

コラーゲンやエラスチンといった肌のハリを支える成分の生成を促すとされているビタミンA（レチノール）にパルミチン酸を結合させた成分。低刺激で安定性が高い。乾燥や加齢による小ジワを予防する目的などで使用されている。

アンチエイジング

パンテノール　Panthenol

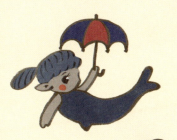

- D-パントテニルアルコール、DL-パントテニルアルコール
- 細胞賦活作用、抗炎症作用

水溶性ビタミンの一種で、体内でパントテン酸（ビタミンB5）に変化する成分。細胞を活性化する力や、抗炎症作用があるとされており、肌荒れ、小ジワの予防や日焼け防止などの目的で使われている。

保湿

ヒアルロン酸Na Sodium Hyaluronate

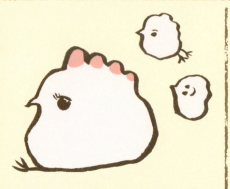

- ヒアルロン酸ナトリウム
- ヒアルロン酸
- 鶏冠（ニワトリのとさか）、微生物による発酵生産
- 保湿

分子量が大きく保水力が高い成分で、もともと人体にも多く存在しているが、加齢とともに減少していく。基礎化粧品としては角質層に届いて直接保湿をするのではなく、肌に保護膜をつくるようなはたらきをする。薬品や食品などにも幅広く使用されている。

保湿、アンチエイジング

ヒト遺伝子組換オリゴペプチド－1
rh-Oligopeptide-1

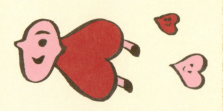

- EGF
- 細胞賦活作用、シミ・そばかす予防

旧名称はヒトオリゴペプチド。1962年に上皮細胞の増殖を促進する因子として発見された。医療分野では血流の修復や、火傷による皮膚移植などの治療に用いられている。化粧品では、皮膚の細胞などを活性化する目的で使用され、細胞の代謝を上げてターンオーバーの正常化が期待できる。

🎀 保湿

フェノキシエタノール Phenoxyethanol

- フェノキシエタノール
- 玉露の揮発成分
- 防腐

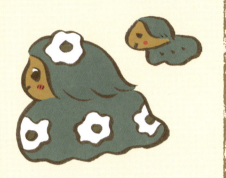

ごく少量でも防腐効果を発揮することから多くの化粧品で使用されている。エタノールとつくことから、アルコール（エチルアルコール）と誤解されがちだが、構造は別物で、刺激性は低いとされている。

🎀 美白、保湿

プラセンタエキス Placental Protein

- 1961年
- プラセンタエキス
- 動物（ブタやウマなど）の胎盤
- 保湿、シミ・そばかすの予防

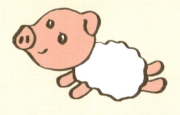

ブタやウマなどの胎盤から抽出された成分を精製したもので、アミノ酸やビタミンなどの栄養素が含まれている。肌の新陳代謝を活発にして、ターンオーバーを正常化する力があるとされており、シミの予防や改善が期待できる。

抗炎症、保湿

ヘパリン類似物質

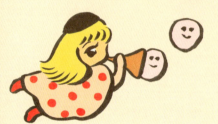

- ヘパリン類似物質
- 抗炎症作用、保湿、血行促進など

人体に存在している「ヘパリン」の働きに近づけた成分で、乾燥肌の治療成分として医療用で長く使われてきた。皮膚疾患に対して処方される外用薬「ヒルドイド」の主成分としても知られている。肌の細胞の基底層に届いて細胞を修復し、乾燥肌を改善するとされている。

保湿

ポリクオタニウム-51 Polyquaternium-51
ポリクオタニウム-61 Polyquaternium-61

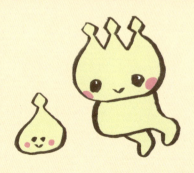

- 2-メタクリロイルオキシエチルホスホリルコリン・メタクリル酸ブチル共重合体液、2-メタクリロイルオキシエチルホスホリルコリン・メタクリル酸ステアリル共重合体
- リピジュア
- 保湿

ヒアルロン酸の約2倍の保湿力をもつ。人体の細胞膜の構成にかかわるリン脂質をモデルにしてつくられたもので、水洗いの約1時間後でも保湿力を持続するのが大きな特徴。コンタクトレンズの保存液にも配合されるなど、安全性も高いとされている。

美白

マグノリグナン

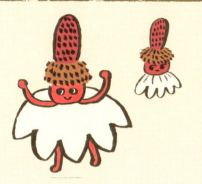

- ✅ 2005年
- 5,5'ジプロピル−ビフェニル−2,2'−ジオール
- モクレン科ホオノキの樹皮
- シミ・そばかす予防

チロシナーゼ酵素の活性を阻害するのではなく、チロシナーゼ酵素の成熟を阻害することで、メラニン色素の生成を防ぐ力をもつ。シミ全般に対して効果が期待でき、とくに肝斑への有効性が高いとされている。

アンチエイジング

ユビキノン Ubiquinone

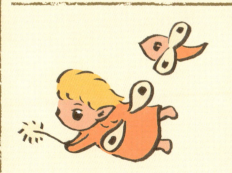

- ユビデカレノン
- コエンザイムQ10
- 抗酸化作用

人体にも存在している補酵素という成分。強い抗酸化作用とエネルギー産生作用をもっているが、加齢とともに減少するとされている。乾燥による小ジワ、紫外線によるシミなどにも効果が期待できる。

保湿、アンチエイジング

ライスパワーNo.11

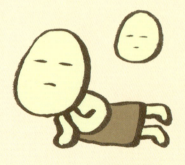

- ✅ 2001年（ライスパワーNo.11）
- ライスパワーNo.11、米エキスNo.11
- コメエキス
- イネ科コメ
- バリア機能改善

国産米100％から抽出された成分で、細胞間脂質であるセラミドの生成を促して肌の水分保持機能を改善させる力をもつ。バリア機能を高めることで、乾燥肌の改善などが期待できる。

界面活性

ラウレス硫酸Na　Sodium Laureth Sulfate

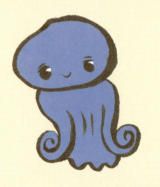

- ポリオキシエチレンラウリルエーテル硫酸ナトリウム
- 界面活性

油への洗浄力が強い成分。低刺激でクリーミーな泡立ちで、シャンプーや洗顔料などに配合される。石油由来と植物由来のものがある。名称のよく似た「ラウリル硫酸Na」はラウレス硫酸Naと比較して刺激が強いが、ボディソープなどに使われることがある。

美白、保湿、抗炎症

リノール酸 Linoleic Acid

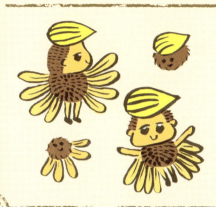

- ✓ 2001年（リノール酸S）
- リノール酸
- 植物油
- シミ・そばかす改善

紅花油などから抽出される成分で、メラニン色素の生成にかかわるチロシナーゼ酵素を分解する。また、ターンオーバーを促し、メラニン色素を排出する力ももつ。リノール酸の美白効果をさらに高めた「リノール酸S」が医薬部外品有効成分として認可されている。

ピーリング

リンゴ酸 Malic Acid

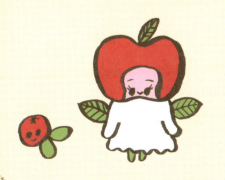

- DL-リンゴ酸
- 果実（リンゴ、ブドウなど）
- ピーリング、pH調整

リンゴなどの果実に含まれる酸味の成分から生まれたもので、フルーツ酸ともよばれる。名前の通り酸性の成分で、角質を柔軟化させるピーリング剤に配合される。また、pH調整剤として、他のピーリング剤に配合されることもある。

美白

ルシノール

- ✓ 1998年
- 4-n-ブチルレゾルシノール
- ルシノール
- シベリアモミの木
- シミ・そばかす予防

チロシナーゼ酵素とアミノ酸・チロシンの結合を阻害することで、メラニン色素の生成を抑える。チロシナーゼ酵素の活性阻害としては、アルブチンの数百倍、コウジ酸の数倍の力をもつとされている。

その他

ワセリン Vaseline

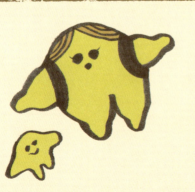

- ワセリン
- 皮膚の保護

石油から精製された半固体状の成分。ミネラルオイル（液体状）とは成分的にはほぼ同じもの。精製の段階で刺激物は除去されており、安全性が高い。皮膚への浸透力は非常に低く、肌の荒れた部分の水分の蒸発を防いだり、外部の物質から保護したりする。

保湿

BG Butylene Glycol

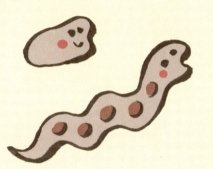

- 1,3-ブチレングリコール
- ブチレングリコール
- 保湿、防腐

透明で少し粘性のある液体。保湿力だけでなく抗菌力も少しあるため、防腐剤と組み合わせて化粧品のベース成分として使われることが多い。

保湿

DPG Dipropylene Glycol

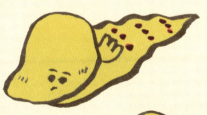

- ジプロピレングリコール
- 保湿、防腐

保湿成分のPG（プロピレングリコール）をより低刺激に安全性を高めたのが、DPG。BGのようにやや粘性のあるサラッとした液体。ビタミンC誘導体など他の成分が溶けやすいため、多くの化粧品に使用されている。

美白

4-メトキシサリチル酸カリウム塩
Potassium 4-methoxysalicylate

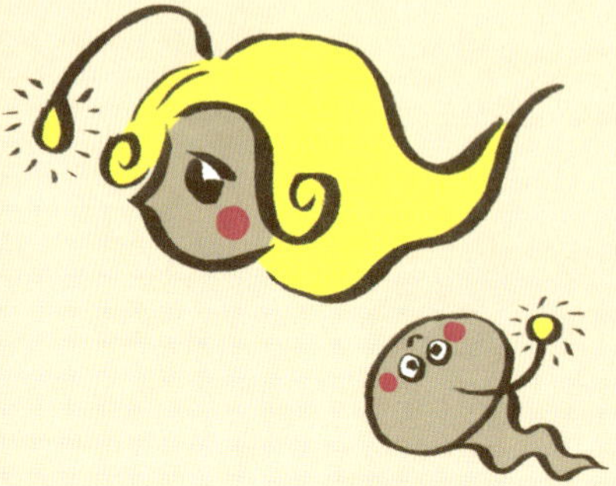

- ✓ 2007年
- 4MSK
- 4-メトキシサリチル酸カリウム塩
- 南アフリカのマメ科植物タラ
- シミ・そばかす予防

ピーリング剤にも使われるサリチル酸の誘導体。メラニン色素生成にかかわるチロシナーゼ酵素活性の阻害に加え、シミ部分で起こる慢性的な角化異常を改善して、角質にたまったメラニン色素の排出を正常化する効果をもつ。

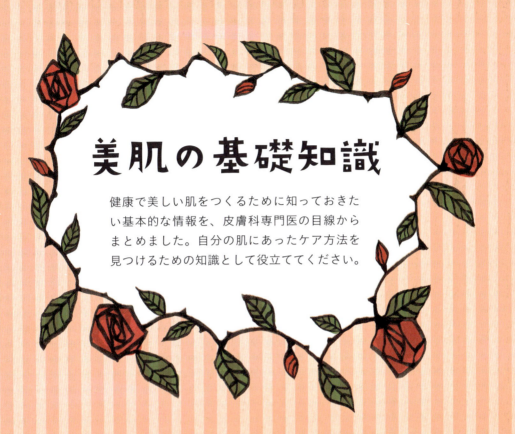

美肌の基礎知識

健康で美しい肌をつくるために知っておきたい基本的な情報を、皮膚科専門医の目線からまとめました。自分の肌にあったケア方法を見つけるための知識として役立ててください。

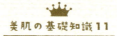

皮膚のキホン1
3つの層

　まず初めに皮膚とは何かを理解していきましょう。皮膚は私たちの体のなかで最も大きな臓器です。その面積は全体で1.6㎡、およそ畳1枚分になります。皮膚には体温を調節したり、外からの刺激や細菌から体を守ったり、さまざまな機能があります。

　皮膚は次のように大きく分けて表皮、真皮、皮下組織の3つの層で成り立っています。

皮膚の構造

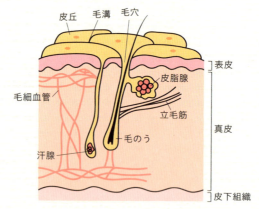

表皮
足の裏や手のひらなど刺激の多い部分は厚めで、まぶたなど動きの多い部分は薄め。年齢とともに薄くなっていく。外からの刺激から肌を守るバリアのような層。

真皮
しなやかなコラーゲン線維が網目状にひろがり、その網目の交差する部分を、弾力のあるエスラチン線維が結びつけている。網目のすきまは水分保持力の高いヒアルロン酸などで埋められている。いわゆる"肌のハリ"を支える層。

皮下組織
主に脂肪から成る層で、皮下脂肪組織ともよばれる。体温調節などのはたらきをもつ。女性は男性よりも厚め。

美肌の基礎知識 2

皮膚のキホン 2
しっとりみずみずしい肌をつくる表皮

　表皮は次の図のように5つの層に分かれています。表皮をつくっている細胞は真皮との境目にある基底細胞で生まれて、上へ上へと角質層まで押し上げられていきます。そして角質層まで到達したあとは、あかとしてはがれ落ちます。この過程がターンオーバーです。ターンオーバーのサイクルはおよそ28〜40日間とされ、常に新しい細胞がつくられています。

　健康な肌の角質層には水分量が約20％に保たれています。しっとりした肌、みずみずしい肌をつくるためには、この角質層のはたらきが欠かせません。

表皮のしくみ

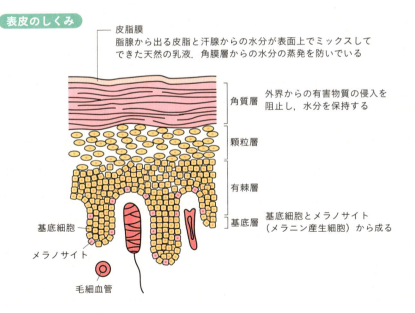

角質層の水分が少なくなると、肌のトラブルが起きやすくなります

美肌の基礎知識 3

シミって何だろう？
肝斑ができるしくみ

　シミにもいくつか種類がありますが、顔にできるシミのことを肝斑といいます。肝臓の「肝」が使われますが、これは肝斑が肝臓の色と似ていることが由来です。
　できる場所は頬や口元、目の周りや額などです。鼻をはさんで左右対称に現れます。肝斑は紫外線などが原因で、表皮の基底層にあるメラノサイト（メラニン生成細胞）でメラニン色素が増大してしまうことから発生します。

メラニン色素が増大するしくみ

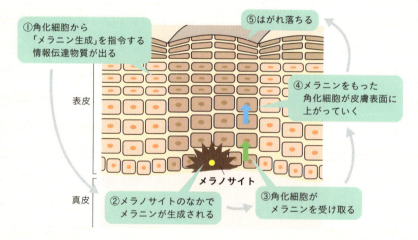

①角化細胞から「メラニン生成」を指令する情報伝達物質が出る
⑤はがれ落ちる
④メラニンをもった角化細胞が皮膚表面に上がっていく
②メラノサイトのなかでメラニンが生成される
③角化細胞がメラニンを受け取る
メラノサイト
表皮
真皮

　肝斑は30歳代前後から発症することが多いとされています。紫外線以外の原因としては、女性ホルモンとの関係が大きく、妊娠などをきっかけに発症することが多いです。新陳代謝の活発な年齢では、肝斑はできにくいのですが、それでもメラニン色素は排出する以上につくられたり、メラノサイトの暴走によりストップがかからず、どんどん色素がつくられて、シミ（肝斑）ができることもあります。

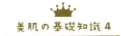

美肌の基礎知識 4

シミって何だろう？
肝斑のケアはどうする？

　シミは、排卵が終わって次の生理がはじまるまでの約2週間の時期（黄体期）にできやすいとされています。もちろん、メラニン色素を増大させる紫外線が主要な原因ですが、この黄体期に分泌される黄体ホルモンも関係していると考えられます。妊娠中やピルの使用中にシミができやすくなるのも、この黄体ホルモンがかかわっています。

　では、できてしまったシミは治療用の特殊なマシーン以外で消すことはできるのでしょうか。結論からいうと医学的にはシミを100％なくすことは難しいです。しかし、かなりのところまで薄くすることは可能です。薬に対する反応や、肌の回復力は個人差がありますが、シミ（特に肝斑）は薄くすることができます。シミの治る早さも当然個人差がありますが、早い人で半年〜1年ほどで薄くなります。

　皮膚科では塗り薬としてハイドロキノンや高濃度ビタミンC誘導体など、飲み薬としてビタミンCなどを処方して治療していきます。これらの成分は薬用化粧品などにも配合される成分ですが、医師が処方するのは、治療を目的とした効果効能が保証されている「医薬品」です。P88でも解説しますが、薬用化粧品（医薬部外品）は「予防」を目的としていますので、治療効果はありません。医師によってはシミの治療にトラネキサム酸や、ビタミン注射、漢方薬などを併用することもあります。

　皮膚科医の治療によって、シミはかなり治ります。この後は、これ以上シミを増やさないような生活と化粧方法を意識して継続することが重要になってきます。それとあわせて、シミ・そばかす予防の有効成分が配合された化粧品を使うことで、よりシミのできにくい肌に近づけるでしょう。

シミ予防のキホン
- 夏は必ず紫外線防止のメイクをして（紫外線防止用下地＋ファンデーション）、日傘や帽子も忘れないこと。夏場以外も紫外線は降り注ぐので、肌質に合わせて対策を
- 黄体期にはシミができやすいので、可能な限り紫外線を浴びないようにする。基礎体温をつけておけば、シミ予防にも役立つ

美肌の基礎知識 5

シミって何だろう？
そばかす、色素沈着

　肝斑以外には、そばかす、色素沈着もシミというくくりになります。皮膚科ではこの3つを臨床症状として区別しています。

そばかす

　そばかすは表皮の基底層内のメラニン色素が1箇所に多量に集中して沈着したもののことをいいます。主な原因は遺伝で、両親のどちらかがそばかすのできやすい体質だった場合、その子どもにも現れることが多いとされています。

　できる場所は、目の下から鼻にかけてで、小学生低学年ぐらいからできはじめ、思春期にはかなり目立つようになります。紫外線の強い夏には濃くなり、冬には薄くなるもので、紫外線に対する反応が敏感です。一時的に薄くなる人もいますが、中高年になってシミとして目立つようになる人が多くなります。

　そばかすは皮膚科で外用剤などを用いた治療を受けることで、目立たなくすることが可能です。外出時の紫外線対策などの予防も心がけましょう。

色素沈着

　ニキビあとなどにできるシミのことを炎症後の色素沈着といいます。肝斑もそばかすも色素の沈着ということは変わりありませんが、一般に色素沈着という場合は、ニキビやかぶれ、湿疹のあとなど、炎症のあとにメラニン色素が沈着した色素斑のことを指します。原因がわかっている場合、比較的早く治るものもあります。皮膚科での治療としては内服はビタミンCを、外用はビタミンC誘導体を用います。

美肌の基礎知識 6

シワのメカニズム
小ジワとシワは別物

　笑ったり、悩んだり、表情の変化で生まれるのが表情ジワ、洗顔後の口の周りにできるのが、乾燥性のシワ、目元などにチリチリとできるのがちりめんジワ、大きくはっきりと溝が走っているようなものをシワ──といった具合に、シワにはいろいろなよび方がありますが、医学的に明確な分類はされていません。

　また小ジワとシワというよび方で分けられることもあります。簡単な見分け方があり、指で押し開いて線がなければ小ジワ、線が残っているならシワと分けられます。目尻、口の周り、眉間など、シワはたえず動いている部位にできやすいとされています。また、急にやせて皮膚がたるんでくるとシワはできやすくなります。シワは皮膚に弾力がなくなることでできるもので、30歳ごろから現れてくることが多いようです。シワの主な原因は表情、老化、乾燥、紫外線です。

乾燥が原因のシワ

　皮膚のなかの水分と油分が不足している状態の肌はカサカサと乾燥しています。水分と油分が適当でみずみずしくうるおった肌と対象的に、乾燥した肌は空気が抜けてしぼんだ風船のようなものです。この場合はシワではなく小ジワが生まれやすい状態といえます。

紫外線が原因のシワ

　紫外線は皮膚の真皮まで到達します。すると皮膚の弾力を支えるコラーゲン線維とエラスチン線維が紫外線によって破壊されてしまいます。いったん破壊されたコラーゲン線維とエラスチン線維は元通りになることはなく、老化するのみです。紫外線が原因の場合、小ジワではなくシワとなり、元の状態に戻すことはできなくなります。しかし、紫外線から肌を防御することで、予防することはできます。

> 近年の研究により、加齢で顔面の骨が萎縮するため、皮膚がたるむ、シワができるということも明らかになっています。

美肌の基礎知識 7

シワのメカニズム
乾燥と紫外線からどう守る？

　乾燥によってできる小ジワは、軽いものであれば基礎化粧で元に戻すことができます。水分が失われている肌であれば化粧水を、油分が失われている肌であれば乳液やクリームで補給をすればよいのです。まず水分を肌に補給したあとには、油分を補給しましょう。こうすることで水分が蒸発しないように油分で膜ができます。顔は手とは違いますので、単にクリームを塗るだけでは、肌のカサつきを抑えることはできません。

　紫外線に対しては基礎化粧だけでは対策は不足してしまいます。外出時には日傘や帽子、そして、日焼け止めやファンデーションなどで、紫外線が肌に入りこむのを防ぎましょう。パウダーをつけると肌は乾燥し、さらに乾燥性のシワを増加させるので、パウダーの使用は極力さけましょう。屋内であれば基礎化粧だけでもかまいませんが、こういった対策を怠ると、年齢は若くても、シワのできるリスクは高まります。

　前項でも解説したように、紫外線は肌のコラーゲン線維やエラスチン線維を破壊してしまい、それらを元通りつなぎあわせることは医学的に不可能です。ですが、皮膚科にかかることで、それ以上シワができないように、生活改善や化粧方法など、適切な指導を受けることはできます。誤った化粧方法によってシワを増やしてしまっているケースは少なくありません。シワの相談をするのであれば、化粧品に理解のある美容皮膚科医を選ぶことが大切です。

- 乾燥性の小ジワにはヒアルロン酸など保湿効果の高い成分が配合された美容液などが有効です
- シワ予防に効果的な栄養素としては、たんぱく質、鉄、亜鉛、ビタミンB、ビタミンC、ビタミンEがあります。コラーゲン線維をつくるには、たんぱく質、鉄、ビタミンCが必要です。コラーゲンばかりをサプリメントで摂取するのは、おすすめできません

美肌の基礎知識 8

肌荒れはどうして起こる？

　医学的にいうと肌荒れは乾燥によって角質層がパラパラとめくれあがっている状態を指します。肌荒れで悩む人に多いのが、間違った洗顔方法を行っているケースです。ニキビができやすく、皮脂分泌が多めなのに、肌はカサカサとしてしまう人などは、たいていは洗顔が原因です。

　せっけんをよく泡立てて使えば、肌を指でこすらなくても汚れは落ちるのですが、神経質な人はゴシゴシとこすってしまいます。これによって、必要な皮脂まで取り除かれてしまいます。また、古い角質を落とすことは必要なのですが、こすることで新しい角質まで削ぎ落としてしまうと、肌荒れの原因となります。外部の刺激から皮膚を守るバリア機能が失われてしまい、ひどくなると白く粉をふいたような状態を招きます。

　肌荒れを起こしてしまった場合は、一度洗顔剤を使用するのをやめて、ぬるま湯だけでよく洗い、なるべくマイルドな化粧水と美容液を使用して手入れをしましょう。肌荒れはほかの肌トラブルと比べて回復はしやすいものです。

肌荒れの特徴
- 肌表面が乾燥している
- 手で触れるとザラザラしている
- 皮膚表面に細かいフケ状の皮片が浮く

肌荒れの主な原因
- 紫外線
- 寒冷
- 自分の皮膚に適していない化粧品の使用及び扱い方
- 皮膚の汚れ
- 血液循環が悪い
- 栄養のアンバランス
- スキンケア方法の間違い

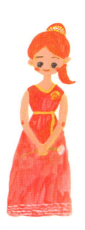

美肌の基礎知識 9

肌質は変化するもの

　オイリー（脂性肌）、ドライ（乾燥肌）など、肌質は人によって違うことは知られていますが、自身の肌質について"思い込み"をしている人も少なくありません。加齢や環境、また長年行ってきた美容方法で、肌質が変わっていくこともあります。乾燥肌か脂性肌のどちらかとたいていの人が思い込んでいますが、実際にはほとんどが、その両方の肌質をもつ混合肌なのです。頬や額、鼻など顔の部位ごとで皮脂の分泌量は違ってくるので、肌のゾーンごとでケアを変える必要があります。また、気温や湿度、年齢、生理周期などでも肌質は変化しますので、その時々の肌の状態を把握することが、重要になります。

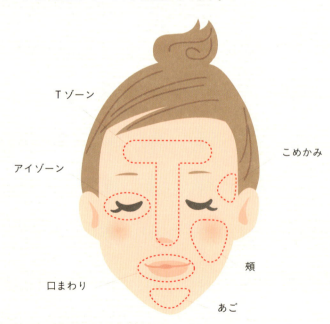

美肌の基礎知識 9

Tゾーン
額と鼻は顔のなかでも皮脂の分泌量が多い部分です。ニキビができやすく、小鼻などにも皮脂がたまりやすいので、要注意。毛穴の黒ずみや開きもチェックしましょう。

こめかみ
乾燥してカサカサしていないか、脂っぽくなっていないかチェック。意外と見落としやすい部分です。

アイゾーン
顔のなかで皮膚が一番薄い部分です。皮脂の分泌量は少なく、乾燥しやすいので、ハリやむくみ、カサつきなどをチェックしましょう。

口まわり
皮脂の分泌量は少なく乾燥しやすい部分です。唇、口元のカサつきをチェックしましょう。

あご
皮脂の分泌量が多く、大人ニキビのできやすい部分です。脂っぽさ以外にも毛穴の黒ずみなどのチェックも忘れずに。

頬
皮脂の分泌量も乾燥の度合いも、年齢や肌質によって違いの出やすい部分です。ハリ、くすみ、カサつきをチェックしましょう。

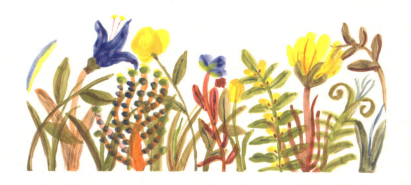

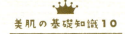
美肌の基礎知識10

その敏感肌は思い込みかも？

　化粧品を使用して吹き出物ができてかゆい、洗顔をして肌がカサカサする、こういったわずかな理由から「自分は敏感肌だ」と感じる人もいます。これは肌の状態が悪いなどの理由で皮膚トラブルが起きているケースが多く、敏感肌とはいいません。

　敏感肌というのは、簡単にかぶれを起こしやすい肌のことを指します。化粧品に限らず、金属や化学繊維など、普通の人が使っても問題のない、ある特定のものに対してアレルギー反応が起きて肌がかぶれてしまう状態が敏感肌です。皮膚科でパッチテストなどを行い、アレルギー源が特定できれば、治療することが可能です。

　問題なのは本来の敏感肌でないのに、敏感肌と思い込んでしまうことです。中にはどの化粧品も肌に合わないと思い込んだ結果、"天然"や"自然"といった名前のついた化粧品を使い続ける人もいます。自然化粧品でも合成物は配合されますし、自然界にあるものでも人によってはアレルギー反応を示すことも当然ありますので、正しい理解が必要です。こういった"思い込み敏感肌"の人の場合は、アトピー性体質のケースが少なくありません。化粧品そのものというより、そのときの肌の状態の影響が強く出てしまっているのです。

　敏感肌用化粧品は多数販売されていますが、一般の化粧品との違いを簡単にいうと、配合成分を極力抑えてシンプルなものにしているという点です。化粧水であればより水に近いものになるので、化粧品としての効果は薄めになると考えられます。敏感肌用化粧品を使っている、"思い込み敏感肌"の人は、一般の化粧品を使って問題ないことも多いので、もしかしたら損をしているかもしれません。

　本来の敏感肌の人は、日常から皮膚を清潔に保つことが大事です。汚れはかぶれのもとになります。洗顔にしても顔そりにしても、肌を極力傷つけないように注意をしましょう。封を切って長い間使っていない化粧品は控える、正しいスキンケアを行うことが大切です。睡眠や便通、食生活にも気を配りましょう。

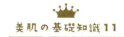

美肌の基礎知識 11

クレンジングが美肌の決め手

　スキンケアは洗顔にはじまり洗顔に終わるといってもよいでしょう。分泌された皮脂、外からの汚れや、落としきれていないファンデーションの上からまた化粧を重ねれば、すべて肌へのダメージとして蓄積されていきます。最も重要なのは、その日の汚れはその日のうちに落とすこと、そして睡眠中の汚れは翌朝に取り除くことです。汚れの度合いと肌の状態に合わせたクレンジング法を知ることが、美肌への決め手となります。

　油分の多いクレンジング料を使うと、それを落とすためにさらに石けんで何度も洗顔することになり、肌への負担が大きくなってしまいます。なるべくバランスのよいものを使用しましょう。

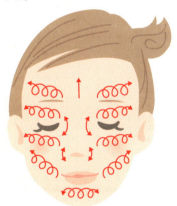

Point
- らせんを描くようになじませる
- 小鼻、口の周り、目の下は汚れを残しやすいので注意
- 指でクレンジング料をなじませるように、軽くゆっくりとした動作で
- 指でクレンジング料を温めてなじませる
- 最後のすすぎはぬるま湯で10回以上ジャブジャブと

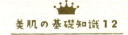

美肌の基礎知識12

化粧品の基礎知識

化粧水

　朝のメイク前には、収れん作用をもつ化粧水で、毛穴をひきしめて過剰な皮脂分泌を抑えることで、化粧くずれを起こしにくくします。肌の上でヒタヒタと音をたてるぐらいに化粧水を染み込ませたコットンを、肌が冷たくなるまでパッティングします。これによって肌がひきしまった状態になります。またこのタイプの化粧水には、ほてりを鎮める効果もあり、コットンに含ませて肌の上に置くローションパック法も効果的です。アルコールが使用されていることも多いので、乾性肌の人はアルコールなしのものがよいでしょう。

　一般的な化粧水は角質層にうるおいを与えて、肌をしなやかにする効果があります。そして、乳液やクリームのなじみをよくします。また、洗顔でアルカリ性に傾いた肌のpHバランスを整えるなど、さまざまな仕事をしてくれます。コットンで拭くようにしたあと、軽くパッティングするのがよいでしょう。

　最近はさまざまな効果をもつ化粧水が販売されています。自分の肌質と、今ほしい効果を考えて、使い分けてみるのもよいでしょう。

美容液

　美容液は、油分の入っていない、保湿性の高い化粧品です。まだ油分に頼らなくてもよい年齢の肌のうるおい、ハリ、つやをバックアップするものです。30歳代に多い「肌は乾燥気味なのにニキビはできる」といった人にはぴったりの化粧品です。油分の多い乳液やクリームなどに頼らず、美容液と化粧水の組み合わせだけのスキンケアでも十分といえるでしょう。それに加えて、皮脂量の少ない部分にのみ、油分を補えばよいのです。

　洗顔のあとに肌に直接つける、もしくは化粧水のあとに使用するのがよいでしょう。乾燥の目立つところにクリームなどで油分を補う場合は、必ず美容液と化粧水を使用したあとにしましょう。油膜で水分が浸透しにくくなってしまいます。

美肌の基礎知識12

　モイスチャーパックのあとに美容液を使うのもおすすめです。水分をしっかりと保持しますので、化粧下地として使うのもよいでしょう。

クリーム

　クリームは角質層にある水分の蒸発を防ぐための油膜をつくるためのものです。肌を乾燥から守るためのものなので、化粧水や美容液で保湿したあとに油分が不足している部分があれば補うといったイメージです。皮脂が十分にある肌に使う必要はありません。油分が50％以上を占める油性クリームを、脂性肌の人がたくさん使ってしまうと、ニキビや毛穴のつまりの原因になりかねません。そういった場合、1回量はせいぜい小豆大程度とし、肌の状態と相談しながら使うとよいでしょう。

乳液

　乳液は美容液とクリームの中間として使い分けるのがよいでしょう。乳液はクリームの油分を抑えて、肌へのなじみをよくしたもの、といった認識でかまいません。化粧水をつけ、美容液をつけ、最後に乾燥が気になる部分にのみ乳液をつけてスキンケアを終えても問題ありません。特に夏場などはクリームよりも、乳液でさっぱりとした仕上がりのほうがよいでしょう。

　乳液は乾燥肌の人のマッサージマッサージにも使えます。クリームやオイルの場合は最後に拭き取らなければいけませんが、乳液であればそのままで大丈夫です。肌への負担も軽くなるのでおすすめです。

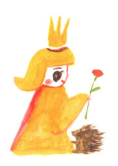

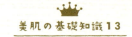
美肌の基礎知識13

主な有効成分の解説

エキス

　海藻、ヤグルマギク、カモミール、アロエ、キュウリ、ハマメリス、スギナ、ホホバ、アボカド、ヒマワリ、オリーブ、紫根など、化粧品に使われるエキスは役割もいろいろで、多種多様です。これらは原料から抽出し精製されたもので、天然の有効成分を安全な形で肌に使用できるよう処理されています。古くからその効果が伝わるものも多く、カミツレは、ヨーロッパでは風邪薬、冷え症対策の入浴剤などとして使われていたとされています。化粧品では、抗炎症作用、収れん作用の目的で使われています。

コラーゲン

　コラーゲン線維は真皮の構成要素で、線維状のたんぱく質です。にかわ質で保水能力が高く、肌のハリや強さを支えています。

　なお、化粧品に配合されるコラーゲンは、真皮のコラーゲン線維にはたらきかけるものではなく、保湿成分として効果が期待できるものです。

　皮膚科や形成外科ではコラーゲンをシワの溝部分に注射して、シワを取ろうとする方法などもあります。

セラミド

　セラミドは角質層の保湿成分のひとつである細胞間脂質の主成分です。細胞間脂質は角質細胞の隙間を満たし、細胞同士を適度につなぎとめる役割をもっています。細胞間脂質は何重にも層をつくって、肌から水分の蒸発を防ぎ、バリア機能を保ちます。

　このセラミドと皮脂膜、そしてアミノ酸の一種であるNMF（天然保湿因子）の3つの要素が肌のうるおいを支えています。セラミドも年齢とともに減少していきます。化粧品に配合されているセラミドはこれを補い、保湿力アップの目的で使われます。セラミド2、セラミド3、セラミド6など、いくつか種類があります。

美肌の基礎知識13

ヒアルロン酸

　ヒアルロン酸は皮膚のなかの真皮層に存在している多糖類の一種です。1gで6Lの水分を保持できるとされており、非常にすぐれた保水性をもっています。

　化粧品に配合されるヒアルロン酸は従来の保湿目的の成分に比べ、湿度の変化に影響を受けにくいというメリットももっています。動物由来のもの（ニワトリの鶏冠など）もありますが、最近はほぼバイオテクノロジー生産されています。

美白成分

　シミ、そばかす、色素沈着などに焦点をあてた美白成分の配合されたホワイトニング化粧品には、さまざまな種類のものがあります。メラノサイトにはたらきかけてメラニン色素の発生や生成を抑えるもの、新陳代謝を促進してメラニン色素をスムーズに分解させる効果など、多くの商品が販売されています。

　ホワイトニング化粧品の役割は予防です。できてしまったシミを完全に消すということはできませんが、予防策としては効果が期待できます。最も重要なのは紫外線への対策ですので、UVカットを確実に行い、体内からもメラニン色素の生成を抑えるために、ビタミンCを積極的にとりましょう。これらの紫外線対策と美白成分の配合されたホワイトニング化粧品を併用することで、シミ予防の効果はさらに高められるでしょう。

プラセンタ

　プラセンタエキス（胎盤エキス）は、ブタやウマなど動物の胎盤から抽出されたもので、成長に必要な多くの滋養が含まれているとうたわれています。化粧品に配合される場合は、保湿の目的で使用されていることが多い成分です。

　医学的にはまだ不明な点も多いのですが、保湿をはじめ、湿疹の治療薬や、細胞に活力を与えてメラニン色素の生成を抑える力があるとされ、ホワイトニング効果のある医薬部外品にも配合されることがあります。

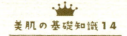

美肌の基礎知識14

化粧品と医薬部外品の違い

「医薬部外品」と表示され、薬用化粧品として市販されているものがありますが、化粧品とどう違うのかは知らない人も多いのではないでしょうか。医薬部外品は、人体に対する作用が緩和な化粧品と、治療を目的とする医薬品の間に位置するものです。厚生労働省の医薬品医療機器等法（旧薬事法）で認可されている有効成分が配合されていますが、「予防」や「改善」を目的とするものです。医薬品のような作用はないので、治療を期待することはできません。

化粧品

人の体を清潔にするもの（化粧水、石鹸など）、人の体を美化し、魅力を増進し、容貌を変えるもの（口紅、ファンデーションなど）、人の皮膚や毛髪を健やかに保つもの（毛髪用ワックスなど）と、医薬品医療機器等法で定義されています。美容を目的としたもので、作用は緩やかです。製品には全成分の表示が義務付けられています。

医薬部外品

厚生労働省が認可した有効成分が一定量配合されています。薬用化粧品以外にも、薬用石鹸、薬用ハミガキ、育毛剤、浴用剤などがあります。医薬部外品として認められた化粧品が薬用化粧品です。配合されている成分が同じでも、化粧品と薬用化粧品では表示方法や名称は異なります。

医薬品

厚生労働省が認可した有効成分が含まれており、治療や予防の目的で使用される薬品です。医療用医薬品は医師の指示のもとで処方されるもの、一般医薬品（OTC）はドラッグストアなどで購入可能なものです。

"薬用"といっても、治療目的で使用するものではありません。シミ・そばかすを予防したい、肌荒れを改善したいといった、ある特定の目的に対する予防や改善のための有効成分が配合されているのです

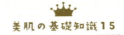

肌の悩みは皮膚科医へ

　肌に小さな吹き出物ができただけでは、病院に行くことはないという人がほとんどかと思いますが、もし気になる場合は遠慮なく皮膚科をたずねましょう。化粧品が原因の肌トラブルの場合は、女性の医師のほうがよいかもしれません。自身が化粧品を使用していることもあり、理解があることが多いからです。診てもらう際にはなるべくファンデーションをつけていかない、もしくは患部だけはつけないようにしましょう。患部が隠れてしまって診断がしにくく治療に響いてしまうからです。新しい化粧品を使用して、かぶれてしまったときなどは、すぐ皮膚科で診てもらいましょう。その化粧品を持参すればパッチテストなども受けることができます。皮膚疾患の治療というのは長期的に継続しないと完治できないことが少なくありません。家や職場の近くにかかりつけの皮膚科医を見つけることをおすすめします。遠方の場合は通院が不便で治療を途中でやめてしまうことになりかねません。そして何よりも大事なのは、信頼できる医師かどうかということです。肌の悩みや不安をはっきり話しやすい、そしてきちんと答えてくれる医師を選びましょう。受診時に大事なのが、できる限り正確に詳細に医師に情報を提供することです。恥ずかしいからといって、包み隠してしまうと、十分な治療ができないこともあります。いつから症状が出たのか、前にも同じような症状が出たことがあるのか、どういう状態のときに症状が出たのかなどは、なるべくすぐ答えられるとよいでしょう。かかりつけ医ができれば、自分の肌に合わない化粧品の成分、そして自分の肌に向いた化粧方法やケア方法など、適切なアドバイスをもらうことができるはずです。

敏感肌日記ー受診前にチェックしよう
- ☑ いつ、どの化粧品をつけたらかぶれたのか
- ☑ 赤くなったのか、かゆくなったのか、腫れたのか
- ☑ そのときの体調は？　睡眠は？　食事は？　精神状態は？

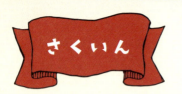

さくいん

医薬部外品表示名、慣用名
太字は化粧品表示名と医薬部外品表示名が同じもの

英・数・ギリシャ文字

- 1,3-ブチレングリコール 69
- 2-メタクリロイルオキシエチルホスホリル
  コリン・メタクリル酸ステアリル共重合体 ... 64
- 2-メタクリロイルオキシエチルホスホリル
  コリン・メタクリル酸ブチル共重合体液 64
- 4MSK 70
- 4-n-ブチルレゾルシノール 68
- 4-メトキシサリチル酸カリウム塩 70
- 5,5'ジプロピル–ビフェニル–2,2'-ジオール .. 65
- APPS 60
- APS 48
- BG 69
- DL-パントテニルアルコール 61
- DL-リンゴ酸 67
- DPG 69
- D-パントテニルアルコール 61
- D-メラノ 59
- EGF 62
- m-トラネキサム酸 58
- N-ステアロイルジヒドロスフィンゴシン 57
- N-ステアロイルフィトスフィンゴシン 57
- N-ヤシ油脂肪酸アシル–L-グルタミン酸
  ナトリウム 54
- VC-IP 57
- α-アルブチン 50
- β-アルブチン 50

あ行

- アスコルビルリン酸Na 48
- アスタキサンチン 48
- アプレシエ 60
- アミノカプロン酸 49
- **アラントイン** 49
- **アルブチン** 50
- 安定型ビタミンC誘導体 48
- イプシロン–アミノカプロン酸 49
- **エラグ酸** 50

か行

- 加水分解コムギタンパク 51
- 加水分解コラーゲン液 55
- カミツレエキス 51
- カモミラET 51
- カモミラエキス 51
- **グリコール酸** 52
- **グリセリン** 52
- グリチルリチン酸2K 53
- **グリチルレチン酸ステアリル** 53
- **コウジ酸** 54
- コエンザイムQ10 65
- ココイルグルタミン酸Na 54
- コメエキス 66
- コラーゲン 55

さ行

- **酸化亜鉛** 55
- 三フッ化イソプロピルオキソプロピルアミノカ
  ルボニルピロリジンカルボニルメチル
  プロピルアミノカルボニルベンゾイル
  アミノ酢酸ナトリウム 59
- ジプロピレングリコール 69
- 脂溶性ビタミンC誘導体 57
- 水素添加大豆リン脂質 56
- 水素添加卵黄レシチン 56
- 水添大豆リン脂質 56
- 水添レシチン 56

水溶性コラーゲン液	55
スフィンゴ糖脂質	56
精製大豆レシチン	56
セラミドAP	57
セラミドNG	57
セラミドNP	57

た行

大豆レシチン	56
テトラヘキシルデカン酸アスコルビル	57
テトラ2-ヘキシルデカン酸アスコルビル	57
天然ビタミンE	58
トコフェロール	58
トラネキサム酸	58

な行

ナイアシンアミド	59
ニールワン	59
ニコチン酸アミド	59

は行

ハイドロキノン誘導体	50
ハトムギエキス	60
パルミチン酸アスコルビルリン酸3Na	60
パルミチン酸レチノール	61
パンテノール	61
ヒアルロン酸Na	62
ビタミンA油	61
ビタミンE	58
ヒト遺伝子組換オリゴペプチド-1	62
ヒト型セラミド	57

ヒトセラミド	57
ヒドロキシステアリルフィトスフィンゴシン	57
フェノキシエタノール	63
ブチレングリコール	69
プラセンタエキス	63
ヘパリン類似物質	64
ポリオキシエチレンラウリルエーテル硫酸ナトリウム	66
ポリクオタニウム-51	64
ポリクオタニウム-61	64
ホワイトトラネキサム酸	58

ま・や行

マグノリグナン	65
ユビキノン	65
ユビデカレノン	65
油溶性ビタミンC誘導体	57
ヨクイニンエキス	60

ら・わ行

ライスパワーNo.11	66
ラウレス硫酸Na	66
リノール酸	67
リピジュア	64
リンゴ酸	67
リン酸L-アスコルビルナトリウム	48
ルシノール	68
レシチン	56
レチノール誘導体	61
ワセリン	68

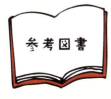

参考図書

- 独立行政法人医薬品医療機器総合機構HP
- 日本化粧品工業連合会HP
- 「正しい美肌スキンケア」まのえいこ　PHP研究所、2007年
- 「スキンケアcafe」まのえいこ　池田書店、2004年
- 「スキンケア・ナビ」まのえいこ　日本文芸社、2004年
- 「美肌事典 改訂版」まのえいこ　婦人画報社、1994年

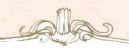

　美容の本に絵をつけてもらいたい。そう依頼が来たとき、ぼくなんかでいいのかと思いつつ、本書のお姫様と同じように好奇心が旺盛なぼくは話を聞きに行くことにしました。

　打ち合わせの席でお話を聞いているうちに、なんとなく物語が浮かんできて、これならお役に立てるかもと思い、絵とおはなしを描かせてもらうことにしました。誰でも手に取りやすくて、美容を身近に感じてもらえて、専門家の方にもいつもと違った形で成分を楽しめるようになってもらえればいいなと思いました。

　絵本は、お肌のことで悩んでしまったり心が疲れてしまうまえに笑顔になってもらえたら、魔法のように簡単にはいかないけれど気楽に美容を楽しんでもらえたらという願いを込めました。

　成分をキャラクターにするというのは思いの外難しくて、なんせ特徴が無色透明無臭の液体とか、無臭で白色の結晶とか、水に溶ける粉末とか、粘性のある液体とか、ほぼ透明か結晶か粉末か液体なのです。こりゃ大変な仕事を受けてしまったぞと思いながら、成分を想像する毎日が始まりました。キャラクターたちは日に日に生まれて、その度洗面台の化粧水や乳液がにぎやかになっていきました。グリセリンくん、DPGくん、ヘパリン類似物質さん、みんなここにいたんだね〜と成分を見るのが楽しくなってきました。乾燥肌に使ってる薬もいつもより効くような気さえします。

　みなさんも、ぜひご自分の使っている美容液や保湿液などを見て、どんなキャラクターが潜んでいるのか探してみてくださいね。きっといつもより楽しく肌と心に染み込むはずです。

2018年10月　たなか しん

👑 作・絵
たなか しん
[画家/絵本作家]

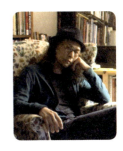

1979年大阪生まれ。絵の下地にアトリエのある明石の海の砂を使い、独特のマチエールを生みだす。画家として活動する傍ら2002年頃から絵本を描き始める。イタリア・ボローニャでの出会いをきっかけに、2005年台湾のGrimm Pressから絵本作家としてデビュー。以降、国内外で出版を重ねている。展覧会、舞台美術、広告、服飾デザイン、キャラクター制作、講演、ワークショップなど、幅広く活動中。『ガマ王子VSザリガニ魔人 Paco〜パコと魔法の絵本〜より』『げんきのないピエロのたからもの』『うたえなくなったとりとうたをたべたねこ』(求龍堂)など多くの絵本作品を送り出している。

👑 プロデュース
高橋 典子
[(株)キューブ代表取締役副社長、(株)リコモーション代表取締役社長]

京都薬科大学生物薬学科卒。薬剤師の資格をもつ。大学時代は劇団「そとばこまち」に所属。活動の傍ら、1986年芸能事務所「リコモーション」を設立(生瀬勝久、古田新太らが所属)。1997年「キューブ」設立(いきものがかり、藤木直人らが所属)、副社長に就任。 現在はおもに、俳優・脚本家・演出家のマネージメントおよび演劇のプロデュースを手がける。薬学、食文化、音楽、美術、服飾、美容、手芸など、さまざまなジャンルに関して広く興味をもち、総合的視野でエンタテイメントを創造することを目標としている。

👑 監修
まの えいこ
[皮膚科専門医/Dr.マノメディカルクリニック、ミューズスキンクリニック院長]

日本皮膚科学会正会員。1980年 杏林大学医学部卒業。JR東京総合病院皮膚科医長を経て、1987年に「皮膚科専門医による美容医療」をコンセプトとしたDr.マノメディカルクリニックを設立。2018年には姉妹院としてミューズスキンクリニックを開業。「ただ治すだけでなく、より美しく治すこと」を目的とした、心と体のトータル美容を実践。海外からの最新医療美容機器や治療法をとりいれ、若返りにも力を注いでいる。化粧品メーカーの研修に講師として招かれるなど、講演活動も盛んに行っている。
『皮膚科医おすすめ正しい美肌スキンケア』(PHP研究所)『スキンケア・ナビ』(日本文芸社)など著書・監修多数。

美容成分アドバイザー **五明 秀之**
〔博士(生命科学)/癸巳化成㈱医薬品事業部品質保証部長、㈱サティス製薬技術顧問〕
㈱資生堂リサーチセンターを経て現職。

お姫様の美肌図鑑

定価　本体1,600円（税別）

平成30年11月21日　発　行

作・絵	たなか しん
プロデュース	高橋 典子（たかはし のりこ）
監　修	まの えいこ
制　作	株式会社 ビーコム
発行人	武田 正一郎
発行所	株式会社 じ ほ う

　　　　　101-8421　東京都千代田区神田猿楽町1-5-15（猿楽町SSビル）
　　　　　電話　編集　03-3233-6361　販売　03-3233-6333
　　　　　振替　00190-0-900481
　　　　　＜大阪支局＞
　　　　　541-0044　大阪市中央区伏見町2-1-1（三井住友銀行高麗橋ビル）
　　　　　電話　06-6231-7061

©2018　　　　　組版　佐藤綾子（Tangerine Design）　印刷　図書印刷（株）
Printed in Japan

本書の複写にかかる複製、上映、譲渡、公衆送信（送信可能化を含む）の各権利は株式会社じほうが管理の委託を受けています。

JCOPY ＜(社)出版者著作権管理機構　委託出版物＞
本書の無断複製は著作権法上での例外を除き禁じられています。
複製される場合は、そのつど事前に、(社)出版者著作権管理機構（電話　03-3513-6969、FAX 03-3513-6979、e-mail：info@jcopy.or.jp）の許諾を得てください。

万一落丁、乱丁の場合は、お取替えいたします。
ISBN 978-4-8407-5144-5

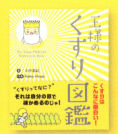

王様のくすり図鑑
The King's Medicine Illustration Book

みんなが知っているくすりが個性的なキャラクターになって王様のからだの中で奮闘する姿を描いたビジュアル図鑑！ 全58種類

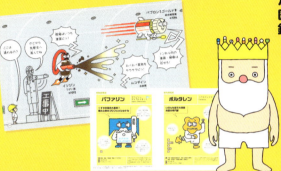

- 著　木村美紀
- 作画　Hama-House

■ 定価（本体1,600円＋税）
■ A5変型判（オールカラー）
■ 128頁　■ 2016年1月刊
■ ISBN：978-4-8407-4774-5

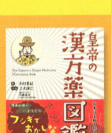

皇帝の漢方薬図鑑
The Emperor's Kanpo Medicines Illustration Book

症状が描かれたフシギな国で全54種類の漢方薬のキャラクターに出会う旅がはじまる絵巻物仕立ての珍図鑑！

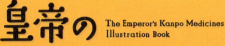

- 著　木村美紀
- 作画　三木謙次

臨床アドバイザー
元雄 良治
金沢医科大学医学部教授

■ 定価（本体1,600円＋税）
■ A5変型判（オールカラー）
■ 144頁　■ 2017年6月刊
■ ISBN：978-4-8407-4974-9

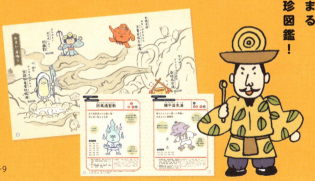

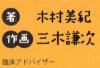

株式会社じほう　http://www.jiho.co.jp/

〒101-8421 東京都千代田区神田猿楽町1-5-15 猿楽町SSビル　TEL.03-3233-6333　FAX.0120-657-769
〒541-0044 大阪市中央区伏見町2-1-1 三井住友銀行高麗橋ビル　TEL.06-6231-7061　FAX.0120-189-015

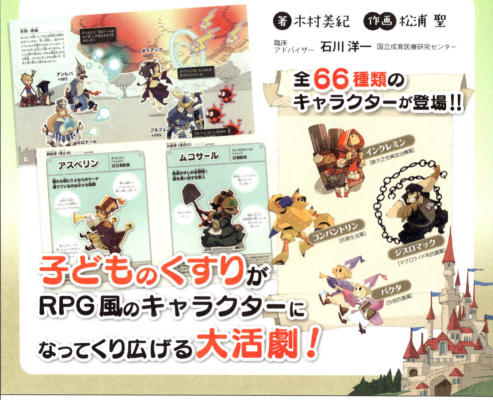

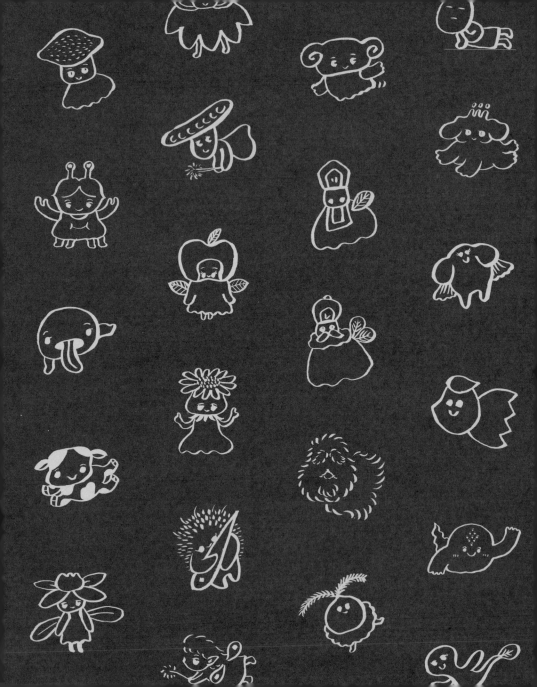